LES EAUX MINÉRALES

DANS LE TRAITEMENT

DES

AFFECTIONS UTÉRINES

PAR

LE Dʳ FÉLIX ROUBAUD

Rédacteur en chef de l'*Opinion médicale*,
Lauréat de l'Institut et de l'Académie de Médecine, Médecin-Directeur
des Eaux minérales de Pougues-Source Bert

PARIS

ADRIEN DELAHAYE, LIBRAIRE-ÉDITEUR

PLACE DE L'ÉCOLE DE MÉDECINE

1870

LES EAUX MINÉRALES

DANS LE TRAITEMENT

DES AFFECTIONS UTÉRINES

OUVRAGES DU DOCTEUR FELIX ROUBAUD

Traité de l'impuissance et de la stérilité chez l'homme et
chez la femme. 2 vol. in-8o.,. .... 10 fr.

Hydrologie médicale

- Les eaux minérales de la France. 2e édit. 1 vol. in-12......... .... 3 fr.
- Les cures de petit-lait en Suisse, en Allemagne, dans le Tyrol et la Styr e. 1 vol. in-8o .... 3 fr.
- Pougues ; ses eaux minérales et ses environs. 1 vol. in-12, 3e édit.... 3 fr.
- Des différents modes d'action des eaux de Pougues. 1 vol. in-8o. ..... 2 fr.
- Troubles de la digestion ; maladies des voies urinaires au point de vue des eaux de Pougues. 1 vol. in-8o. 1 fr.

Identité d'origine de la gravelle, de la goutte, du diabète
et de l'albuminurie. 1 vol. in-8o .... 2 fr.

Des hôpitaux au point de vue de leur origine et de leur
utilité, de leur hygiène et de leur administration
(épuisé).

Théophraste Renaudot, étude sur les mœurs médicales du
17e siècle. Edit. de bibliophile (*épuisé*).

Statistique médicale et pharmaceutique de la France
(*épuisé*).

Histoire et statistique de l'Académie nationale de médecine depuis sa fondation jusqu'en septembre 1852 1 vol.
in-8 (*très-rare*).

Annuaire médical et pharmaceutique de la France, de
1849 à 1870 (22e année). Chaque année séparément. 4 fr.

LES EAUX MINÉRALES

DANS LE TRAITEMENT

DES

AFFECTIONS UTÉRINES

PAR

LE Dr FÉLIX ROUBAUD

Rédacteur en chef de l'*Opinion médicale*,
Lauréat de l'Institut et de l'Académie de Médecine, Médecin-Directeur
des Eaux minérales de Pougues (Source Bert).

PARIS

ADRIEN DELAHAYE, LIBRAIRE-ÉDITEUR

PLACE DE L'ÉCOLE DE MÉDECINE

1870

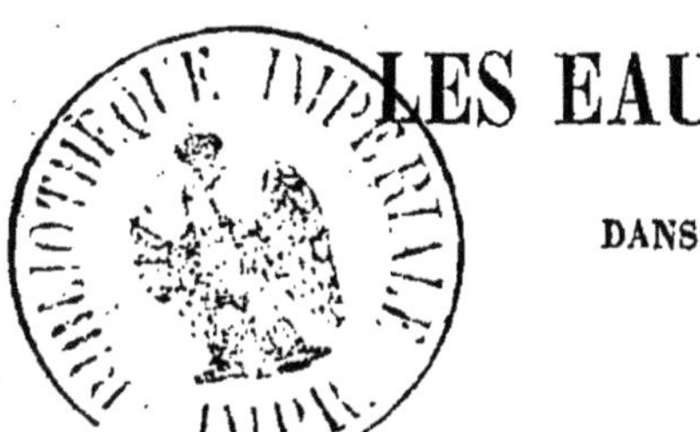

LES EAUX MINÉRALES

DANS LE TRAITEMENT

DES AFFECTIONS UTÉRINES

INTRODUCTION

Parmi les auteurs qui ont écrit sur les affections utérines — et le nombre en est grand, à toutes les époques et dans tous les pays — aucun n'a arrêté spécialement son attention sur la thérapeutique hydro-minérale de ces affections. Quelques-uns seulement, et ils sont en minorité infime, se contentent des indications les plus sommaires et semblent n'avoir en cette thérapeutique qu'une confiance douteuse. Ainsi, et pour ne prendre que les auteurs qui ont écrit en français et dont les ouvrages se trouvent dans notre bibliothèque (1), Raulin et Astruc, dans le dernier

---

(1) Bien que nous soyons loin d'avoir consulté tous les ouvrages sur les affections utérines, voici ceux, écrits en français et classés par ordre chronologique, qui se trouvent dans notre bibliothèque et qui, par conséquent, ont été constamment à notre disposition pendant le cours de ce travail :

Les maladies des femmes et remèdes d'ycelles, en trois livres, de M. *Jean Marinello de Formie, traduits en français et amplifiés par Jean Liébaud, médecin à Paris, et, en cette dernière édition, revus, corrigés et augmentés,* par Lazare PR, 1re édition 1587, 2e édition 1609.

Emménologie ou traité de l'évacuation ordinaire aux femmes, par Freind, traduction françai·e, par Devaux, 1730.

Traité des maladies des femmes, par Fizerald, 1758.

Traité des fleurs blanches avec la méthode de les guérir, par Raulin 2 vol. 1766.

Traité des maladies des femmes, par Astruc, 6 vol. 1765.

Des maladies des femmes, par Chambon de Montaux, 2 vol. 1784.

siècle, sont les seuls qui, par quelques mentions des eaux minérales, ne donnent pas un démenti, le premier à ses études spéciales sur cette branche de la thérapeutique, le second à son érudition universelle et encyclopédique.

Des maladies des filles, par le même, 2 vol. 1785.

L'ami des femmes, par Marie de Saint-Ursin, 1804.

Traité des maladies des femmes, par Capuron, 1812.

Des maladies de l'utérus, par Nauche, 1816.

Traité pratique des maladies de l'utérus et de ses annexes, par Dugès et Mme Boivin, 2 vol. 1833.

Traité théorique et pratique sur les altérations organiques de la matrice, par Duparcque, 1835.

Maladies de l'utérus d'après les leçons cliniques de Lisfranc, par Pauly, 1836.

Examen pratique des maladies de matrice, pı Hutin, 1840.

Traité des maladies des femmes, par B'atin et Nivet, 1842.

Mémoires pour servir à l'histoire des maladies des ovaires, par Chéreau, 1844.

Etudes sur les maladies des femmes, par Favrot, 1847.

Traité pratique de l'inflammation de l'utérus, de son col et de ses annexes, par Bennet, trad. par Aran, 1850.

Notre siècle, malgré l'essor qu'ont prises les études hydrologiques, n'est guère plus riche sur ce sujet que l'époque précédente. Pendant toute la première moitié de ce siècle, les écrivains gynécologue, ignorent l'action des eaux minérales contre les affections utérines. Il nous faut arriver jusqu'en 1858 pour trouver la première mention de l'emploi de ces

---

Traité de l'impuissance et de la stérilité, par Félix Roubaud, 2 vol. in-8°, 1855.

Leçons cliniques sur les maladies de l'utérus, par Aran, 185?.

Traité clinique des maladies de l'utérus, par Becquerel, 2 vol., 1859.

Maladies des femmes, leçons cliniques, par Bedford, trad. par M. Gentil, 1860.

Traité pratique des maladies de l'utérus, par M. Nonat, 1860.

Clinique médicale sur les maladies de l'utérus, par MM. Bernutz et Goupil, 2 vol., 1862.

Traité des maladies de l'utérus et de ses annexes, par le professeur Courty, 1865.

Nous ne mentionnons pas une foule de brochures, de mémoires ou d'ouvrages moins spéciaux sur les affections utérines et qui ne sont pas plus explicites que les ouvrages cités ici.

agents dans le traitement des maladies des femmes ; ce fut Aran, esprit hardi et primesautier, qui inaugura, bien timidement, il est vrai, dans une page au plus, cette nouvelle thérapeutique. L'année suivante, Becquerel, plus compilateur que valeureux pionnier, réunit quelques formules éparses dans les livres d'hydrologie ; et enfin, en 1860, M. Nonat s'étudia à donner à ces formules un caractère pratique.

C'est tout.

Les autres écrivains gynécologues sont, en cette matière, d'un mutisme absolu, et l'on s'étonne de trouver parmi eux deux auteurs connus en hydrologie ; il est vrai que l'un, M. Lhéritier, publia, presque au sortir de l'école, son travail sur les affections utérines, et, qu'étant devenu médecin-inspecteur des eaux de Plombières, il n'a plus été que le traducteur d'un livre américain ; et que l'autre, celui-là même qui tient ici la plume, ex-inspecteur des eaux de Pougues, n'a entrepris ses études hydrologiques que quatre ans après la publication de son ouvrage sur l'impuissance et la stérilité.

Comme on le voit, la moisson est presque nulle dans cette partie de la littérature médicale,et il nous sera bien difficile d'y glaner même quelques grains de m l.

Mais il n'en est plus ainsi dans la branche de notre littérature qui a l'hydrologie pour objet. Ici, au contraire, les documents abondent : raisonnements, hypothèses , affirmations , observations , on trouve de tout, excepté peut-être un peu de jugement et de saine critique. Il faut ne pénétrer qu'avec précaution dans ce dédale d'opinions confuses et se tenir constamment en éveil, non à cause de la véracité des auteurs — il ne faut jamais douter de la parole d'un galant homme — mais à cause de la position où généralement chacun d'eux est placé.

En effet, presque tous les écrivains hydrologues exercent la médecine dans un établissement thermal; ils ont des sources dont ils se servent journellement une connaissance approfondie, et n'acquièrent sur les autres que des notions purement théoriques; quoi qu'ils fassent, et sans parler ici d'une prédilection toute naturelle, ils penchent toujours du côté des eaux dont les effets leurs sont familiers, et deviennent, par ainsi, mauvais juges pour la solution d'une question générale.

Et encore nous ne parlons ici que des auteurs qui embrassent l'ensemble de l'hydrologie médicale et desquels nous dressons le catalogue de notre bibliothèque (1), comme nous l'avons fait pour les écrivains gynécologues.

(1) Mêmes observations que pour les ouvrages sur les affections utérines. Je ne donne ici que le titre des ouvrages généraux, écrits en frança s et qui se trouvent dans ma bibliothèque.

Anatomie spagyrique des eaux minérales, par Rochas, 1617.

Origine des fontaines, anonyme, 1674.

Observations sur les eaux minérales, par Duclos, 1675.

Le secret des eaux minérales acides, par Legivre, 1677.

Traité des eaux minérales, par Chomc', 1734.

L'embarras est tout autre, j'allais dire l'énigme est indéchiffrable, si l'on aborde les travaux spécialement relatifs à un

---

Méthode d'analyse des eaux minérales, **par Coste**, 1767.

Traité des eaux minérales, par Monnet, 1768.

Nouvelle hydrologie, par Monnet, 1771.

Traité analytique des eaux minérales, par Raulin, 1772.

Catalogue des ouvrages sur les eaux minérales, par Carrière, 1784.

Dictionnaire hydrologique, par Buchoz, 4 vol. 1785.

Mémoire sur les eaux minérales des Pyrénées, par le citoyen Lomet, 1796.

Essai sur les eaux minérales, par Bouillon-Lagrange, 1811.

Précis historique sur les eaux minérales, **par Alibert**, 1826.

Traité des eaux minérales des Pyrénées-Orientales, par Anglada, 2 vol., 1833.

Manuel des eaux minérales, par Patissier, 2e édit., 1837.

Action thérapeutique des eaux minérales, par Chenu, 1840.

Effets hygiéniques et thérapeutiques des bains de mer par Gaudet, 1844.

Traité complet des bains, par Corbel-Lagneau, 1845.

Annuaire des eaux de la France, 1851.

établissement ; les auteurs ont presque toujours une confiance aveugle dans l'action bienfaisante des sources dont ils par-

---

Mode d'action des eaux de mer, par Dauvergne, 1853.

Eaux minérales des Pyrénées, par Filhol, 1853.

Eaux minérales des Pyrénées, de l'Allemagne et de la Suisse, par Fontan, 1853.

Comptes rendus des travaux de la Société d'hydrologie médicale de Paris, 1854-1866.

Etudes sur les principales sources minérales, par Herpin 1856.

Les bains de mer, par Roccas, 1857

Traité d'analyse chimique des eaux minérales, par MM. O. Henry, 1858.

Nomenclature et classification des eaux minérales, par Herpin, 1858

Des eaux minérales pendant les bains de mer, par Gigot, 1859.

Les bains d'Europe, par Joanne, 1859.

Traité de chimie hydrologique, par Lefort, 1859.

Traité des eaux minérales, par Pétréquin et Socquet, 1859.

Hydrologie médicale, par Bourdon, 1860.

Dictionnaire des eaux minérales, 2 vol., 1860.

Guide aux eaux minérales des Alpes-Dauphinoises, par Hervier, 1861.

Eaux minérales, par Rotureau, 3 vol 1858, 1859, 1863.

Traité des eaux minérales, par Durand-Fardel, 2e édition, 1864,

lent; comme ces mères indulgentes qui
veulent ignorer les défauts de leurs fils,
pour ne voir que leurs qualités, les médecins hydrologues ne notent dans leurs
écrits que les observations heureuses,
oubliant volontiers les résultats négatifs,
et ergotant sur les faits douteux avec une
logique trop souvent boiteuse. — On em-
bellit et on flatte toujours ce qu'on aime !!

La littérature hydrologue ne peut donc
être prise pour un guide sûr dans la voie
où nous allons nous engager; sans doute,
elle nous sera d'un plus grand secours
que la littérature gynécologue et nous of-

---

*De l'électricité comme cause d'action des eaux mi-
nérales*, par Scoutetten, 1864.

Les eaux, études hygiéniques et médicales, par De-
lacroix et Robert, 1865.

Hygiène des bains de mer, par Duriau, 1865.

Eaux minérales de la France, par Félix Roubaud,
2e édition, 1866.

Eaux sulfureuses naturelles, par Fontan, 1867.

Guide aux eaux minérales, par C. James, 7e éd.,
1867.

frira plus d'un point de repére dont nous saurons tirer profit.

Mais tandis que la littérature gynécologue fait la nuit autour de nous, la littérature hydrologue nous éblouit par trop de clartés, si bien que tout est ténèbre et confusion, aussi bien dans l'obscurité produite par l'une que dans l'éblouissement amené par l'autre.

C'est en habituant nos yeux à ces différents milieux que nous parviendrons peut-être à obtenir une lumière plus vive d'un côté et plus douce de l'autre, et à arriver ainsi à distinguer parfaitement les objets soumis à notre examen.

Nous partageons cet examen en trois parties :

La première comprend la pathologie des affections utérines tributaires des eaux minérales, divisée elle-même en deux chapitres, dont le premier est consacré aux lésions anatomiques ou fonctionnelles de l'organe gestateur, et dont le second traite des conditions générales, physiologiques ou morbides : constitution, tempérament, diathèse, etc., qui impriment à ces affections un caractère particulier et dont l'importance est considérable dans toute médication hydro-minérale.

La seconde section est consacrée à la matière médicale des eaux minérales envisagées sucessivement sous le rapport de leur composition et de leur classification médicale, et sous celui de leur température et de leurs divers modes d'emploi.

La troisième section enfin, rapprochant les deux termes de la question.que nous nous sommes posée, puise dans les deux sections précédentes les éléments d'une solution rationnelle du problème et offre, par ainsi, les bases de la thérapeutique des affections utérines par les eaux minérales.

Comme on le voit, si ce cadre est méthodique, il est également bien vaste et nous inspire la crainte de rester au-dessous de la tâche que nous entreprenons ; mais un peu d'audace de notre part et l'espoir de beaucoup d'indulgence du côté de nos lec-

teurs nous donnent du courage, tout en
gardant cependant la consolation inventée
par Lafontaine :

Si je ne réussis
J'aurai du moins l'honneur de l'avoir entrepris.

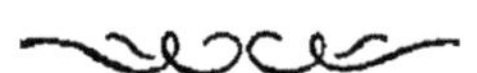

SECTION Ire

DES AFFECTIONS UTÉRINES TRIBUTAIRES DES EAUX MINÉRALES.

—

CHAPITRE Ier.

PATHOLOGIE DE L'UTÉRUS.

Toute la pathologie utérine est loin d'être tributaire des eaux minérales ; si un grand nombre des affections qui remplissent ce cadre nosologique peut espérer quelque avantage de l'emploi des ressources hydrologiques, beaucoup d'autres ne supporteraient pas, sans de grands inconvénients, l'usage de semblables moyens.

Il importe donc d'éliminer tout d'abord ces dernières de notre travail.

Au premier rang sont les maladies aiguës de la totalité ou d'un point circonscrit de l'appareil génital.

En second lieu viennent les affections malignes, comme par exemple, le cancer et les tubercules, dont un traitement par les eaux minérales précipiterait, à coup sûr, la marche vers une issue funeste.

Troisièmement enfin, se trouvent encore dans cet ordre les affections bénignes dont les unes, comme les polypes, les hématocèles de l'utérus, seraient aggravées par l'usage des eaux minérales, et dont les autres, les tumeurs fibreuses et les kystes si bien décrits par M. Hugier, ne retireraient aucun bénéfice de l'emploi de ces moyens.

Les motifs de ces éliminations sont les axiomes mêmes de la science hydrologique.

Cependant il reste encore un champ assez vaste dont l'examen rapide va faire le sujet de ce chapitre.

Nous partageons en quatre classes les affections chroniques de l'utérus qui peu-

vent attendre quelque bénéfice d'un traitement par les eaux minérales.

1° Les lésions mécaniques de l'utérus;

2° Les troubles fonctionnels de l'organe gestateur;

3° Les altérations vitales de l'appareil
génital;

4° Les lésions organiques du col et du
corps de la matrice.

Loin de nous la pensée, nous ne dirons
pas d'écrire l'histoire, mais seulement d'esquisser la physionomie des affections dont
il s'agit ici; nous n'entreprenons pas un
travail de pure gynécologie et nous n'a-
vons la prétention, dans ce chapitre, que
de dresser le catalogue des affections utérines qui ressortent du second terme de
notre question, c'est-à-dire des eaux minérales.

Cependant l'énumération pure et sèche
de ces affections ne serait qu'un corrol-
laire insuffisant du travail d'ensemble qui
sera la solution de notre problème, et
nous avons cru qu'il convenait d'indiquer,
à l'occasion de chaque affection, le côté

par lequel elles sont tributaires des eaux
minérales. Ainsi, tandis que, dans les troubles fonctionnels, la thérapeutique hydro-
minérale est subordonnée à l'étiologie,
dans les affections organiques, au contraire, la même thérapeutique se déduit de
la lésion anatomique.

Cependant qu'on nous permette d'ores
et déjà de dire ce que l'occasion de le ré-
péter se présentera souvent, à savoir : que
deux états généraux, l'état nerveux et
l'état chloro-anémique, ce dernier surtout,
dominent tellement la physionomie des
affections utérines, que beaucoup de prati-
ciens ne font intervenir les eaux minérales que pour modifier ces états généraux ; ils refusent toute autre action à l'hydrologie et la relèguent sur le second
plan, celui de médication adjuvante.

Cette opinion est trop absolue et nous
prendrons honneur et souci, dans ce travail, de la réfuter et de la ramener à des
termes plus équitables.

Sans chercher à affaiblir l'influence
heureuse que les eaux minérales exercent

sur les états nerveux et chloro-anémiques,
nous montrerons que cette influence n'est
pas toute la part que prennent les eaux
minérales dans la thérapeutique des af-
ections utérines, et qu'il leur en revient
une autre dans le traitement même de ces
affections, dégagées de l'atmosphère nerveuse ou anémique qui les enveloppe.

Nous faisons la même réserve pour les
conditions diathésiques. En hydrologie,
en effet, la diathèse joue un rôle si considérable, que beaucoup de bons esprits ne
pensent qu'à elle et croient qu'elle seule
subit, sinon dans son essence, du moins
dans ses manifestations, l'influence heureuse des eaux minérales ; par conséquent
les affections sans diathèse ne sont point,
selon eux, tributaires de l hydrologie et
demandent une toute autre thérapeutique.

Cet opinion est également trop absolue,
et l'expérience journalière prouve que les
eaux minérales modifient également les
affections utérines avec ou sans diathèses.

Cependant ces états généraux, tantôt
physiologiques, comme le tempérament

et la constitution, et tantôt pathologiques, comme le névrosisme, la chlorose, les diathèses, impriment une telle physionomie aux affections utérines, qu'on ne saurait, sans grand dommage, les passer sous silence, au point de vue de la thérapeutique ; les uns et les autres constituent des indications si nécessaires à remplir que leur étude doit suivre de toute nécessité celle de la lésion soit anatomique, soit fonctionnelle.

En résumé, le diagnostic exact et le traitement rationnel des affections utérines reposent sur la connaissance parfaite de trois éléments : 1° la lésion ; 2° les conditions physiologiques générales ; 3° les conditions pathologiques générales.

Nous consacrerons un chapitre à chacun de ces termes du problème.

Nous allons commencer, sans tenir compte des conditions générales, l'examen des lésions de l'utérus tributaires des eaux minérales, en ayant soin de n'indiquer dans l'histoire de chaque unité morbide que le point qui nous semblera ré-

clamer l'intervention de la médication hydro-minérale.

———

§ Ier.— LÉSIONS MÉCANIQUES DE L'UTÉRUS

L'utérus, soutenu par le plancher vaginal et le périnée, est maintenu dans la cavité abdominale par les ligaments utéro-
sacrés qui fixent le col en arrière, par les
ligaments ronds ou cordons sus-pubiens
qui inclinent en avant le fond de l'organe, et par les ligaments latéraux ou
larges qui assurent la position verticale
de l'utérus, en le mettant à l'abri du contact des parties dures et des réservoirs
qui se trouvent dans le bassin.

Tous ces moyens de suspension sont
nécessaires au maintien de la position
que l'utérus occupe dans l'abdomen, et il
n'est pas plus exact d'admettre, d'une
manière absolue, les conséquences de
l'expérience de Hohl, que de faire intervenir le sacrum comme lui fournissant un

point d'appui. Non, dans l'état normal, l'utérus ne repose pas sur le sacrum, et le vagin et le périnée ne doivent pas être dépouillés de tout rôle dans le mécanisme de la sustentation de l'organe gestateur.

L'expérience de Hohl, pratiquée sur le cadavre, est ingénieuse, nous en convenons, mais ne prouve pas, d'une manière absolue, l'inutilité du vagin et du périnée dans la question qui nous occupe ; l'insistance que nous mettons à maintenir ces deux organes parmi les moyens de suspension de l'utérus, s'explique par l'action toute directe que les eaux minérales, peuvent exercer sur eux.

Quoi qu'il en soit, malgré le nombre, la bonne disposition et la résistance de tous ces moyens de suspension, l'utérus, flottant au milieu d'une immense cavité remplie par des organes mobiles et par des réservoirs livrés à des alternatives de plénitude et de vacuité, l'utérus, disons-nous, est exposé à des changements de position, dont les uns sont physiologiques et dont les autres figurent dans le cadre de la pathologie.

Des premiers, nous n'avons rien à dire, parce qu'ils appartiennent au domaine de l'obstétrique.

Des seconds, les uns sont indifférents et fugaces; les autres réellement anormaux et pathologiques.

Nous ne nous occuperons que de ces derniers.

Les changements de position indifférents et fugaces, en effet, ont lieu indistinctement dans toutes les directions, selon l'inclinaison donnée au bassin, ou selon l'état de vacuité ou de plénitude d'un des réservoirs de l'abdomen, et disparaissent avec la cause toute mécanique qui leur a donné naissance. Ils échappent donc à la thérapeutique par leur origine, par leur inconstance et par leur innocuité; ils ne réclament que quelques prescriptions hygiéniques.

Les lésions mécaniques réellement pathologiques sont très-nombreuses, mais peuvent se réduire en deux grandes classes : 1º les lésions de *situation* ou *déplace-ments* ; 2º les lésions de *direction* ou *dévia-tions*.

1º Le déplacement comporte la totalité de l'utérus et a lieu tantôt en haut, il est alors appelé *élévation* ou *ascension*, tantôt en bas et est désigné, selon son importance, par les noms d'*abaissement*, de *prolapsus*, de *chute*, de *procidence*, etc.

2º Les déviations se subdivisent en deux ordres : A. les versions ; B. les flexions.

A. La version est caractérisée par un mouvement de bascule subi par l'utérus, de telle manière que le corps est porté soit en avant, soit en arrière, soit sur les côtés, tandis que le col est porté en sens inverse ; de là, résultent les quatre variétés de version désignées par les mots *ante*, *retro* et *latero* (droite ou gauche.)

B. La flexion a pour caractère un changement dans l'axe même de l'utérus, de sorte que les deux parties de l'organe sont infléchies l'une sur l'autre, en formant un angle plus ou moins ouvert, tantôt en avant, tantôt en arrière et tantôt sur les côtés. De là encore quatre variétés de flexion désignées, comme les versions, par les mots *ante*, *retro* et *latero* (droite ou gauche).

Il est rare qu'une de ces lésions mécaniques se présente isolée, et leur combinaison, variable, est le cas le plus ordinaire de la pratique.

Si la fréquence des lésions mécaniques de l'utérus n'est contestée par personne, leur importance a été niée par les uns et surfaite par les autres.

Sans doute, en beaucoup de circonstances, ces lésions sont sous la dépendance d'un état morbide qui leur a donné naissance et les entretient, comme la métrite, l'engorgement et les tumeurs diverses dont le siége est dans le voisinage, dans le tissu ou dans l'intérieur même de l'utérus.

Mais dans d'autres cas, non moins nombreux, les lésions mécaniques ne sont liées à aucun état pathologique déterminé, et ne peuvent être expliquées que par une altération des moyens d'attache, ou par une diminution de résistance des parois utérines.

Il faut donc, en cette place circonscrite, ne prendre parti pour aucune opinion trop absolue et partager les lésions mécaniques qui nous occupent : 1° en lésions symptomatiques ; 2° en lésions idiopathiques.

I.— Les lésions symptomatiques se rattachent à des affections dont le siége est : 1° dans le tissu même de l'utérus, comme l'engorgement, l'hypertrophie, l'atrophie et les tumeurs développées dans l'épaisseur des parois utérines : cancer , corps fibreux, etc.; 2° dans la cavité même de la matrice, comme les tumeurs de toute nature qui s'y rencontrent : collections sanguines, polypes, môles, hydrométrie, hydatides, sans parler de la grossesse, pour ne pas sortir du cadre pathologique; 3° enfin dans le voisinage de l'organe gestateur : toutes les tumeurs qui se développent dans le bassin : phlegmons, abcès, kystes, hématocèles, cancer, grossesse extra-utérine et jusqu'à la réplétion longtemps prolongée de la vessie et du rectum.

Toute cette grande classe de lésions mécaniques de l'utérus, subordonnée aux affections qui leur donnent naissance et les entretiennent, ne réclame que secondairement l'intervention de l'art, et dans les cas encore où la lésion mécanique persiste après la disparition de la maladie-mère.

II. — Les lésions idiopathiques, au contraire, veulent une médication spéciale, dont l'hydrothérapie et les eaux minérales peuvent fournir les éléments.

Les causes les plus fréquentes de ces changements de position sont le tempérament lymphatique, les grossesses et les causes traumatiques.

Mais ce n'est point à dire que des déplacements ou des déviations arrivent à toutes les femmes à fibres molles et lâches, à toutes les mères, à toutes celles enfin qui font des chutes, montent à cheval, ont des quintes de toux, etc.

Cependant on ne peut nier que chez les

femmes à tempérament lymphatique, les ligaments utérins ne participent pas à la laxité de tous les tissus et que le vagin, sans cesse ramolli par une exsudation muqueuse, n'offre pas un point d'appui insuffisant.

On ne peut également nier que la grossesse n'apporte une certaine distension et un certain relâchement dans les moyens de suspension de l'utérus, et que ces modifications ne se perpétuent pas soit par la succession de diverses grossesses, soit par des imprudences après la parturition.

On ne peut nier enfin que des causes traumatiques n'aient une influence directe sur la production des lésions mécaniques de la matrice, surtout chez les femmes qu'y prédisposent déjà le tempérament, la constitution et des grossesses nombreuses ou des parturitions difficiles.

Ici s'arrêtent nécessairement les considérations sommaires que nous avions à présenter sur les lésions mécaniques de l'utérus, et ce serait sortir de notre sujet en nous y arrêtant davantage.

§ II. — TROUBLES FONCTIONNELS DE L'ORGANE GESTATEUR.

Les fonctions de l'utérus se partagent en deux grandes classes : 1° la menstruation : 2° la fécondation.

Sans doute l'utérus a beaucoup d'autres fonctions à remplir quand la fécondation est produite, et nous ne voulons pas le déshériter du droit de porter et de nourrir le fruit de la conception ; mais au point de vue où nous nous sommes placé, nous ne pouvons admettre que les deux fonctions rappelées plus haut :

1° La menstruation ;
2° la fécondation.

1° MENSTRUATION. — La menstruation n'est que le phénomène consécutif à un acte beaucoup plus important, l'ovulation ; celle-ci s'exécute dans les profondeurs de l'organisme, au milieu du mystère dont la nature se plaît à couvrir ses plus précieuses opérations, tandis que la menstruation annonce au dehors que la femme est apte à être fécondée et à concevoir.

Les faits exceptionnels d'une ovulation, c'est-à-dire de l'aptitude à la fécondation, sans manifestation extérieure, ou avec une manifestation se passant loin des organes génitaux, ne sauraient infirmer la loi physiologique que nous énonçons ici.

D'autre part, si des hémorrhagies se produisent par l'utérus comme elles se produisent par d'autres organes, le nez, l'estomac, la vessie, etc., le type périodique, c'est-à-dire la menstruation, n'a jamais lieu qu'à la suite de la rupture de la vésicule et de la sortie de l'ovule.

Les menstrues ont donc une importance capitale, non pour elles-mêmes, mais pour l'acte considérable qui les provoque et qu'elles manifestent au dehors.

Bien plus — et cette idée ne se trouve nulle part exprimée — il existe entre l'ovulation et la menstruation des rapports de cause à effet qui permettent de juger de l'activité de l'une par l'énergie de l'autre.

Nous ne pouvons ici nous étendre sur un sujet étranger à notre thèse, mais n'est-il pas vrai, pour le dire en passant, que les femmes les plus aptes à la fécondation sont, en dehors, bien entendu, de tout état morbide, le plus abondamment et souvent même le plus longuement réglées?

Mais quittons les points de vue qui ne se doivent point trouver dans notre horizon, et contentons-nous de marquer le rôle considérable que joue la menstruation pendant la vie utérine de la femme.

Cette fonction qui doit s'accomplir périodiquement, d'une façon uniforme et sans souffrance, depuis l'âge de la puberté jusqu'à la ménopause, en dehors, bien entendu, des époques de grossesse et d'allaitement, cette fonction, disons-nous, peut être suspendue, peut devenir douloureuse et offrir de l'irrégularité non-seulement par rapport à la périodicité, mais encore par rapport à la quantité du sang perdu.

Le trouble constitué par la suspension des règles est appelé *aménorrhée*.

Le trouble constitué par la souffrance et l'irrégularité dans la périodicité est nommé *dysménorrhée*.

Le trouble enfin constitué par une perte de sang plus considérable qu'à l'ordinaire est dit *ménorrhagie*, pour la distinguer des métrorrhagies qui se produisent en dehors de l'époque cataméniale.

Ces troubles divers sont *rarement essentiels*. — En faisant cette concession nous rendons hommage à des auteurs dont nous admirons le mérite, mais dont il nous est impossible de partager les opinions.

Pour nous, ces troubles sont toujours symptomatiques et il faut les rattacher : 1° soit à des affections de l'utérus ; 2° soit à des lésions des annexes ; 3° soit enfin à des états morbides généraux ou éloignés de l'appareil sexuel.

Nous allons rapidement passer en revue ces trois ordres pathologiques, dans lesquels se puise l'indication d'un traitement hydrologique :

1° *Affections de l'utérus*. — Nous omettrons les états congestifs et inflammatoires aigus, les vices de conformation, les lésions traumatiques et les affections organiques telles que les cancers, les corps fibreux, les polypes, etc., comme étant naturellement exclus du domaine des eaux minérales.

Il nous reste donc la métrite chronique, avec toutes ses variétés, qui peut tout à la fois amener la dysménorrhée, l'aménorrhée et la ménorrhagie ; c'est incontestablement la cause la plus ordinaire des troubles fonctionnels de l'utérus, d'autant mieux que cette affection est beaucoup plus commune qu'on ne pense.

Puis se présente l'état nerveux de la matrice, dans lequel nous confondons, comme sous un terme générique, l'*hystéralgie*, l'*irritabilité nerveuse* et l'*irritabilité de l'orifice cervico-utérin*, décrit par M. Nonnat. Sous l'influence de cet état nerveux se produit surtout la dysménorrhée, bien rarement la ménorrhagie, et si l'aménorrhée se montre, elle n'est que temporaire et fugitive.

Enfin les lésions mécaniques ne jouent

qu'un rôle secondaire dans l'objet qui nous occupe et il n'en faut tenir compte que dans les cas de rétention des règles, alors qu'un obstacle s'oppose à l'écoulement des menstrues.

2° *Lésions des annexes.* — Ici encore nous devons éloigner les vices de conformation des ovaires et des trompes, l'atrophie des premiers, l'oblitération des secondes ; les dégénérescences cancéreuses et fibreuses des ovaires, et les kystes de toute nature dont ils peuvent devenir le siége ; autour de l'utérus les abcès périutérins, les hématocèles, etc.

Mais nous devons signaler et maintenir dans le cadre thérapeutique des eaux minérales les engorgements phlegmoneux du tissu cellulaire périutérin, car là dysménorrhée, l'aménorrhée et surtout la ménorrhagie ne reconnaissent souvent pas d'autre cause.

3° *Etats morbides généraux.* — Depuis le travail du docteur Baud, personne ne met plus en doute l'influence des états généraux de l'organisme sur les fonctions de

l'utérus. Cette influence ne se tire pas seu
lement des états généraux morbides,
comme la scrofule, la tuberculose, par
exemple, mais encore du tempérament
et de la constitution.

Au point de vue qui nous occupe, les
deux tempéraments extrêmes peuvent
amener des troubles dans les fonctions
utérines, et tout le monde sait le rôle considérable que jouent, sous ce rapport, la
pléthore et la chloro-anémie.

Nous savons toutes les distinctions que
l'on a voulu faire à ce sujet, mais il nous
importe peu ici d'entrer dans un débat
où, en somme, restent intactes les re-
lations des troubles de la menstruation
avec un sang ou trop riche ou trop pau-
vre.

L'influence des états généraux morbides
sur la fonction cataméniale n'a également
échappé à aucun observateur, et tout le
monde sait combien la menstruation devient irrégulière et languissante chez les
femmes atteintes de diabète, d'albuminurie, d'une affection chronique du tube di-

gestif, d'une névrose générale, etc., etc., pour ne pas sortir des affections tributaires des eaux minérales.

2° FÉCONDATION. — Dans l'accomplissement de ce fait immense qui s'appelle la fécondation, l'utérus remplit le rôle le plus important, après l'ovaire qui fournit l'ovule, et le testicule qui fournit le sperme. C'est dans son sein, ou tout au moins sur ses frontières, comme le veut M. Pouchet, que se fait la rencontre du produit mâle et du produit femelle.

Mais cette rencontre n'est ni fortuite, ni aisée, et il faut que l'utérus et ses annexes la facilitent par un fonctionnement normal et régulier.

Du côté des annexes, l'ovule expulsé de la vésicule, s'engage dans la trompe, la parcourt dans toute sa longueur et finit par tomber dans la cavité utérine, soit qu'il ait été fécondé, soit qu'il soit resté à l'état de lettre morte.

Les lésions de la trompe, en s'opposant à la marche de l'ovule, peuvent donc mettre obstacle à sa fécondation et devenir ainsi des causes de stérilité.

Le diagnostic de ces lésions n'est pas chose facile et leur histoire attend encore un narrateur.

Cependant on comprend que ce canal puisse être obstrué par des mucosités, des adhérences, un état phlegmasique, des spasmes, etc., ou qu'il ait perdu sa contractilité au moyen de laquelle chemine l'ovule.

Mais nous le répétons, en dehors de quelques signes incertains, fournis par la menstruation, ces états morbides ne peuvent être soupçonnés que par intuition, et par intuition aussi doit être institué un traitement dont les eaux minérales peuvent, comme autre chose, faire les frais.

Mais il n'en est pas de même de l'utérus chargé : 1º de recevoir le sperme ; 2º de le mettre en contact avec l'ovule ; 3º de donner, pendant neuf mois, l'hospitalité et la nourriture à cet ovule fécondé.

Examinons chacune de ces fonctions.

Grâce à la disposition anatomique de
ses fibres, les unes circulaires, les autres
longitudinales, l'utérus ne reçoit pas, d'une
manière passive, le fluide séminal projeté
sur lui, pendant le coït. Il accomplit des
mouvements de contraction et de relâchement qui l'ont fait comparer à une pompe
aspirante ; et quand, en effet, il a aspiré le
sperme lancé sur son ouverture vaginale,
il le hisse, si l'on peut ainsi dire, par la
contraction de ses fibres longitudinales,
jusqu'à l'ouverture des trompes, là où doit
se faire la rencontre de l'ovule et du zoo-
sperme.

Ces mouvements de contraction et
d'aspiration, tout à fait indépendants de
l'excitation génésique, peuvent compromettre l'acte de la fécondation, quand ils
sont exagérés ou insuffisants. Nous n'a-
vons pas à rechercher ici la cause de ces
troubles, pas plus qu'à marquer les signes
par lesquels ils se manifestent ; cependant
nous devons dire, comme élément du problème que nous aurons plus tard à résoudre, que le tempérament joue souvent un

rôle dans l'existence de ces troubles, et que souvent aussi des conditions de ce tempérament se déduit une thérapeutique rationnelle et parfois heureuse.

Après l'imprégnation accomplie, l'utérus reprend un rôle presque passif; il devient, qu'on nous passe l'expression, l'hôtellerie où l'ovule va vivre et se développer, à l'abri des organes voisins et de toute circonstance fâcheuse. Mais pour qu'il puisse garder le dépôt sacré que la nature lui confie, l'utérus ne doit point le laisser échapper par inertie de ses parois, ou l'expulser par de trop violentes contractions de ses fibres.

Les dangers sont surtout à craindre dans les premiers temps de la grossesse ; quand la sortie de l'ovule fécondé a lieu dans le premier mois de la gestation, celle-ci passe le plus souvent inaperçue, et la femme, si elle n'a pas eu de grossesse antérieure, est déclarée stérile, quand en réalité elle a fait une fausse couche. Ces cas sont plus communs qu'on ne pense; dans mon ouvrage sur la *stérilité*, j'en ai longuement décrit le mécanisme, surtout quand la cause se trouve dans l'inertie ou dans l'excitation de l'utérus ; j'ai appelé ces accidents des *avortements précipités.*

Il suffit, comme tout à l'heure, d'indiquer la nature de ces sortes de troubles apportés à la fécondation tentée ou accomplie, pour prévoir les ressources que la thérapeutique peut demander aux pratiques hydrothérapiques et aux eaux minérales.

---

§ III. — ALTÉRATIONS VITALES DE L'APPAREIL GÉNITAL.

Les altérations qui doivent trouver place ici sont essentiellement idiopathiques et sans lésions de tissus ; elles s'adressent à trois systèmes de vitalité de l'organe gestateur : 1° l'innervation ; 2° la circulation ; 3° la secrétion, et portent en nosologie des noms différents : la première *hystéralgie,* la seconde *métrorrhagie,* et la troisième enfin *leucorrhée* ou *flueurs blanches.*

Un grand nombre d'affections organiques de l'utérus ou de ses annexes s'accompagne de douleurs névralgiques, d'hémorrhagie ou de pertes blanches, qu'il ne faut pas confondre avec les états idiopathiques qui seuls, en cette place, doivent occuper notre attention.

Il est toujours de la plus haute importance, surtout au point de vue de la thérapeutique, de distinguer soigneusement les manifestations pathologiques purement symptomatiques, des états morbides qui ne sont sous la dépendance d'aucune lésion de tissu.

Ces derniers seuls font le sujet de ce paragraphe.

Nous allons les examiner séparément, en nous plaçant toujours au point de vue de la médication hydro-minérale.

1° **HYSTÉRALGIE.** — Un grand nombre de gynécologues met en doute l'essentialité de cette affection et n'y voit qu'un symptôme d'une lésion matérielle de l'utérus ou de ses annexes.

3.

Valleix la rattachait à une névralgie lombo-abdominale, et n'en faisait, par conséquent, ni une affection idiopathique de l'utérus, ni un symptôme de quelques-unes des altérations de son tissu.

Le nom de Valleix nous rappelle un souvenir qui rentre dans notre sujet et qui se rattache à la discussion qui eut lieu, à l'Académie de médecine, sur l'emploi du pessaire redresseur inventé par M. Simpson. Valleix s'était fait, en France, le promoteur de cette méthode mécanique de redressement, et, comme il rapportait des faits de soulagement instantané, sans qu'il fût possible de suspecter sa bonne foi, Malgaigne prétendit que, dans ces cas, Valleix avait eu affaire à des névralgies, et qu'il serait arrivé au même résultat, c'est-à-dire à un soulagement instantané, avec le simple cathétérisme du col utérin. Cette explication nous frappa, et, dès le lendemain même, le hasard nous fournit l'occasion de vérifier l'exactitude de l'assertion de Malgaigne.

Plusieurs faits de ce genre, dont l'énumération et la description ne trouvent point ici leur place, ne nous laissent aucun doute sur la nature essentiellement idiopathïque de quelques-unes de ces hystéralgies.

Le plus grand nombre, nous en convenons, se rattache à un état morbide de l'utérus et, par conséquent, est en grande partie sous la dépendance du traitement que cet état réclame.

Pour celles dont l'origine ne peut remonter jusqu'à une altération organique, qu'elles soient essentielles ou qu'elles ne soient qu'une ramification d'une névralgie lombo - abdominaie, la thérapeutique trouve des ressources précieuses dans les eaux minérales, comme pour toutes les autres névralgies.

2° MÉTRORRHAGIE. — Ici, comme dans l'hystéralgie, l'indication de la médication hydro-minérale se déduit de l'existence même de l'altération vitale ; il ne s'agit point, en cette place, nous le répétons, de l'hémorrhagie [utérine symptomatique d'une affection de la matrice, telle que les polypes, le cancer, la métrite, etc., etc., à laquelle on réserve le nom générique de perte sanguine; mais bien de l'hémorrhagie utérine idiopathique, à laquelle on applique plus spécialement le nom de *métrorrhagie* ou de *ménorrhagie*, selon l'époque mensuelle de son apparition.

A notre point de vue, deux circonstances seulement doivent être prises en considération par le médecin hydrologue : 1° la coexistence de la perte sanguine avec l'époque cataméniale; 2° l'état général de la malade.

On comprend, en effet, combien une menstruation douloureuse et difficile peut avoir d'influence sur l'hémorrhagie utérine, et combien alors il est préférable d'agir sur la dysménorrhée, pour ramener les règles à leur type normal.

Sous le dernier point de vue, il nous semble inutile de marquer la distance qui sépare la médication de l'état pléthorique et celle de l'état opposé, c'est-à-dire de l'état anémique.

3° LEUCORRHÉE. — Ici encore, l'existence de la leucorrhée est toute l'indication du traitement par les eaux minérales.

Presque toutes les affections utérines s'accompagnent de l'écoulement d'un produit pathologique, et tous ces écoulements étaient anciennement confondus sous le nom générique de *leucorrhée*, de *pertes blanches*, de *flueurs blanches*, etc.

Aujourd'hui, grâce à nos moyens d'investigation, cette confusion n'est plus possible : la visite directe des organes et l'examen microscopique des produits ont fait partager ceux-ci en deux classes : 1° liquides provenant d'une lésion organique; 2° liquides résultant d'une supersécrétion de la muqueuse utérine ou vaginale.

Les liquides de la première classe sont : 1° la sérosité sanguinolente; 2° la sérosité albumineuse ; 3° le muco-pus; 4° le mucus purulent.

Les liquides de la seconde classe sont pour la muqueuse utérine, un mucus transparent, visqueux et filant ; et pour la muqueuse vaginale un mucus opalin.

Il ne peut être question ici que des liquides de la seconde classe, et, au point de
veu de la médication hydro-minérale, il
importe peu que cet excès de sécrétion se
produise dans les follicules muqueux de
la muqueuse utérine ou dans ceux de la
muqueuse vaginale.

L'essentiel est que cette supersécrétion
existe, car, nous le répétons, là est l'unique indication de la médication hydro-
minérale.

----

§ IV. — LÉSIONS ORGANIQUES DE L'UTÉRUS.

Ainsi que nous l'avons dit au début de
cet article, nous devons éloigner de notre
cadre toutes les affections aiguës et toutes
les dégénérescences; les tumeurs, telles
que kystes, polypes, corps fibreux, etc.,
n'ont également rien à demander aux
eaux minérales qui peuvent bien faciliter
la résolution d'un organe engorgé, mais non
la destruction d'un corps organisé; les productions accidentelles qui se forment à

l'intérieur de l'utérus, comme les moles, l'hydropisie, la pneumatose, n'ont également rien à réclamer à la thérapeutique hydro-minérale, à laquelle elles échappent et par leur origine obstétricale et par leur existence éphémère.

Reste donc l'inflammation chronique avec le nombreux cortége de complications qui l'accompagne.

Mais ici, plus que partout ailleurs, comme nous le dirons dans une autre partie de ce travail, il importe de bien distinguer le tissu qui est le siége de l'inflammation.

A ce point de vue, nous avons :

1º L'inflammation de la muqueuse, qu'il faut encore distinguer en muqueuse externe ou du museau de tanche, et en muqueuse interne ou utérine;

2º L'inflammation du parenchyme;

3º L'inflammation du tissu cellulaire qui entoure la matrice.

Nous allons rapidement rappeler la physionomie propre à chacune de ces inflammations chroniques.

1º INFLAMMATION MUQUEUSE CHRONIQUE. — La muqueuse qui recouvre le museau de tanche n'a ni la même structure ni les mêmes propriétés que la muqueuse utérine; elle se rapproche davantage de la muqueuse vaginale, dont elle n'est en réalité que la continuation. Il importe donc d'adopter ici la division, depuis longtemps classique, de *métrite catarhale externe* et de *métrite catarrhale interne*.

A. — *Métrite catarhale externe.* — Cette inflammation s'accompagne de lésions à formes diverses, à aspects variés, dont la description se trouve dans tous les ouvrages des gynécologistes et que nous n'avons pas la prétention de reproduire ici.

Cependant il importe, pour le traitement à instituer, de rappeler que ces lésions diverses se peuvent ranger dans trois groupes : 1º lésions consistant seulement dans l'altération de la couleur normale de la muqueuse ; 2º lésions caractérisées par l'altération de la surface lisse du col, qui devient inégale et présente tantôt des granulations, tantôt des follicules muqueux hypertrophiés ; 3° enfin lésions avec perte de substance, dont l'étendue et la profondeur les font distinguer en érosions et en ulcérations.

Ces formes diverses de la métrite catarrhale externe correspondent généralement aux degrés divers de l'hypérémie. .

De plus, elles s'accompagnent ordinairement d'un produit de sécrétion morbide, d'un mucus plus ou moins abondant, quelquefois pur et quelquefois mêlé avec du sang et du pus, et elles se montrent presque constamment avec la tuméfaction du col, avec ce qu'on appelle un *engorgement*.

Dans beaucoup de cas, la métrite catarrhale externe ne reste pas limitée au col ; elle se communique à la muqueuse interne du col et même à celle du corps de l'utérus, et quelquefois même elle se complique d'une métrite parenchymateuse, ou d'un phlegmon péri-utérin.

Ces distinctions, comme on le verra dans une autre partie de ce travail, sont importantes à noter, car fort différentes sont les eaux minérales qui conviennent à la métrite catarrhale et celles qui s'adressent à la métrite parenchymateuse.

B. — Métrite catarrhale interne.—L'affection peut être limitée soit à la muqueuse interne du col, soit à celle du corps, soit occuper simultanément l'une et l'autre. Il est inutile à notre sujet de nous arrêter à ces divisions qui intéressent beaucoup plus le diagnostic et la thérapeutique ordinaire que la médication hydro-minépale.

Les lésions anatomiques de la métrite catarrhale interne sont beaucoup moins nombreuses et beaucoup moins variées que celles de la métrite externe, et l'on conçoit qu'il n'en peut être autrement si l'on songe à toutes les causes d'irritation auxquelles le col est soumis : coït, froissement dans la marche, habitudes de toilette, etc. Aussi les lésions les plus communes de la métrite interne se réduisent-elles à un changement de coloration et de consistance de la muqueuse ; quelquefois des granulations s'y rencontrent, mais elles sont peu nombreuses, très vasculaires et donnent souvent lieu à des hémorrhagies.

Le produit de sécrétion morbide que nous avons noté dans la métrite externe, se montre ici en plus grande abondance et se présente tantôt sous la forme d'un liquide albumineux et tantôt sous celle de mucosités purulentes et sanguinolentes.

2° INFLAMMATION CHRONIQUE DU PARENCHYME. — L'histoire de la métrite parenchymateuse n'a été, jusqu'à présent, qu'un long sujet de controverse : Si tout le monde est à peu près d'accord sur l'existence, la fréquence et les caractères de l'engorgement du col, il s'en faut de beaucoup que les avis soient unanimes sur la fréquence et les caractères de l'engorgement du corps.

Dugés et Mme Boivin, Lisfranc, Duparcque, Bennett, etc., admettent non-seulement l'engorgement total de l'organe, mais encore des engorgements partiels au moyen desquels Lisfranc expliquait certaines lésions mécaniques de l'utérus.

Velpeau nia d'abord l'existence de cet engorgement et ne l'admit plus tard qu'à titre de grande exception.

Quant aux engorgements partiels de Lisfranc, les gynécologues français de notre époque les repoussent comme étant le résultat d'une erreur de diagnostic, et comme devant figurer au compte des abcès et phlegmons du tissu cellulaire péri-utérin.

Pour nous, l'engorgement de la totalité du corps de l'utérus existe, non comme une exception très-rare, mais au même titre que l'engorgement du col, seulement avec moins de fréquence.

Quant aux engorgements partiels, nous nous rangeons volontiers du côté des gynécologues français et nous pensons qu'ils doivent être portés au chapitre des abcès et phlegmons péri-utérins, si bien décrits par les observateurs modernes.

On a encore confondu l'engorgement du tissu utérin avec l'hypertrophie simple de la matrice. Cette erreur n'est pas seulement préjudiciable à la séméiologie de ces affections, mais elle l'est aussi à leur thérapeutique ; l'hypertrophie, en effet, est caractérisée par un excès de nutrition, sans altération dans la forme, la couleur et la consistance de l'organe, tandis que l'engorgement est le résultat d'un travail pathologique, avec formation de produits morbides dans la trame du tissu, et par conséquent avec altération de sa texture.

Quoi qu'il en soit, l'engorgement peut siéger séparément sur le col, sur le corps ou envahir les deux parties à la fois de l'organe. Mais, nous le répétons, l'engorgement du col est le plus fréquent, soit qu'il occupe le col tout entier, soit qu'il se limite à un point, comme la lèvre postérieure du museau de tanche.

La métrite parenchymateuse, soit du col, soit du corps, s'accompagne presque toujours de la métrite catarrhale, soit externe, soit interne. Cette complication peut devenir, comme on le verra plus loin, un sujet d'hésitation pour le choix d'une eau minérale; mais nous prendrons soin, à l'occasion, de poser les règles qui pourront aplanir cet embarras.

3° INFLAMMATION DU TISSU CELLULAIRE PÉRI-UTÉRIN.—Il ne peut s'agir ici que du phlegmon chronique péri-utérin.

Il importe peu, en cette place, de savoir si cette affection nait toujours sous l'influence plus ou moins éloignée de la puerpéralité, ou si des causes étrangères à la parturition peuvent lui donner naissance. Ce problème d'étiologie, que les gynécologues débattent longuement, peut, à notre point de vue, intéresser d'autres lésions, mais devient complétement inutile dans le sujet qui nous occupe à cette heure. Le phlegmon chronique péri-utérin, en effet, ne prend pas sa source, comme les abcès froids, dans des conditions de constitution ou de tempérament, et n'emprunte à ces conditions qu'un trait de physionomie dont la thérapeutique doit tenir et tient effectivement un grand compte. Mais hors de là, il importe peu que la collection purulente se soit formée sous l'empire d'un traumatisme ou d'une cause interne ; l'essentiel est de dissiper cette collection, quand la résorption ne s'en fait pas seule, et pour nous le problème se réduit à savoir si la médication hydrominérale est capable d'amener, ou tout au moins de faciliter cette résolution.

M. Nonnat a parfaitement résumé en quelques lignes les indications générales à remplir « pour obtenir sûrement, dit-il, la résolution d'une tumeur d'origine inflammatoire, il est évident qu'il faut satisfaire à deux indications principales : la première, c'est de dévier la fluxion sanguine, de modérer et même d'arrêter l'activité circulatoire dont la tumeur est le siége, de couper, en quelque sorte, les vivres à l'inflammation ; la seconde consiste à provoquer, à favoriser, à entretenir, et même, s'il se peut, à activer l'absorption de la matière plastique épanchée dans le tissu cellulaire. »

Cette double indication nous paraît pouvoir entrer dans le cadre des eaux minérales, bien que M. Nonat, dont nous avons invoqué l'autorité, les réserve seulement pour combattre les effets tardifs et généraux que le phlegmon péri-utérin laisse souvent après lui, les états nerveux ou chloro-anémiques, par exemple.

Nous dirons plus loin comment les eaux minérales peuvent intervenir autrement que contre les phénomènes *post morbum*; il nous suffit ici d'avoir marqué leur place, — nous la légitimerons plus tard, — dans le traitement du phlegmon chronique peri-utérin.

L'énumération gynécologique que nous terminons ici, est plus que la préface de notre travail :

Nous avons d'abord éliminé de notre cadre les affections que, dans ses axiomes, la science hydrologique proscrit absolument.

Puis, groupant en quatre faisceaux celles qui nous restaient, nous n'avons mis en aillie, dans l'histoire de chacune d'elles, que le côté afférent aux eaux minérales ; ainsi s'explique la variété de nos points de vue, et aussi se légitime l'espèce de confusion qu'a pu produire cette sorte d'école buissonnière

Il nous reste, pour terminer cette première partie de notre travail, à dire les conditions générales, physiologiques ou morbides, qui impriment un cachet tout particulier aux affections utérines et qui, d'autre part, s'imposent impérieusement à toute médication par les eaux minérales.

Ce sera le sujet du chapitre qui va suivre.

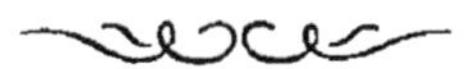

CHAPITRE II.

CONDITIONS GÉNÉRALES DE L'ORGANISME

L'utérus, pendant sa période d'activité, subit, peut-être plus que tout autre organe, l'empire des circonstances qui s'imposent à l'économie tout entière. Ces circonstances sont nombreuses, mais n'ont pas toutes, à notre point de vue, la même importance.

Nous les partagerons en deux grandes classes : 1° celles qui sont compatibles avec l'état de santé et que nous appelerons *physiologiques* ; 2° celles qui sont le point de départ de manifestations morbides et que nous appellerons *pathologiques*.

Parmi les premières sont la constitution, le tempérament, l'idiosyncrasie et les habitudes.

Parmi les secondes se trouvent la diathèse et l'hérédité.

L'idiosyncrasie et les habitudes sont des circonstances utiles à noter, sans doute, mais n'ont sur les effets de la médication hydro-minérale qu'une influence tout à fait secondaire; elles peuvent être la cause de quelques modifications de détails, mais rarement la source d'une indication spéciale.

Il n'en est pas de même de la constitution et du tempérament, dont l'importance est ici capitale.

Enfin l'hérédité, sur le terrain de la médication hydro-minérale, se confond presque toujours avec la diathèse; mais quel que soit le nom sous lequel on l'envisage, cette condition joue un rôle considérable dans le sujet qui nous occupe, et mérite une mention toute aussi spéciale quela constitution et le tempérament.

Nous allons donc étudier successivement

les conditions générales physiologiques et les conditions générales pathologiques au milieu desquelles se meuvent les affections utérines et dont toute médication hydro-minérale doit tenir le plus grand compte.

---

§ Ier — CONSTITUTION, TEMPÉRAMENT.

On sait toute la difficulté de définir la constitution; faut-il dire avec Royer-Collard que la constitution est la formule générale de l'organisation particulière de chaque individu? Ou ne voir dans la constitution, avec M. Michel Lévy, que le résultat sommaire de toutes les causes individuelles, se traduisant par les mots *force* ou *faiblesse?*

Sans entrer dans des développements inopportuns ici, nous dirons que la force de la constitution de chaque individu est en raison directe des cinq circonstances suivantes, tandis que la faiblesse est en raison inverse des mêmes circonstances :

1º la solidité et la perfection de la structure anatomique des divers organes; 2º la régularité du jeu physiologique des diverses fonctions; 3º le degré de force physique; 4º la résistance aux causes de maladie; 5º l'énergie de la vitalité.

Royer-Collard avait encore dit : « La constitution est le fond de la nature individuelle; le tempérament en est la forme plus ou moins durable. »

Le tempérament, en effet, est la prédominance d'un système organique compatible avec la santé, mais assez importante pour modifier l'économie entière.

Les anciens n'avaient pas négligé ces distinctions et ils avaient établi quatre tempéraments à chacun desquels ils rattachaient un des quatre âges de la vie, une des quatre saisons de l'année et un des climats du globe. Ces rapprochements ingénieux donnent immédiatement la physionomie de chacune de leur division : le tempérament sanguin marchait avec la jeunesse, le printemps et les pays tempérés; au tempérament bilieux correspondaient

4

l'âge adulte, l'été et les climats chauds; le tempérament atrabilaire était associé à l'âge mûr, à l'automne et aux contrées équatoriales; enfin le tempérament pituiteux correspondait à la vieillesse, à l'hiver et aux pays humides et froids.

Nous n'avons pas répudié l'héritage des anciens, mais nous l'avons approprié aux connaissances modernes.

Dans l'état actuel de la science on peut admettre les quatre tempéraments suivants :

1º Le tempérament sanguin; 2º le tempérament nerveux; 3º le tempérament lymphatique; — 4º le tempérament bilieux.

La prédominance exclusive d'un tempérament n'est pas rare; cependant ils se combinent souvent deux à deux, soit congénialement, soit qu'à un tempérament congénial vienne s'ajouter un tempérament acquis.

Dans ces diverses combinaisons on tiendra compte des caractères particuliers à chaque tempérament dont il nous reste

maintenant, à dire les règles hygiéniques
au point de vue qui nous occupe.

Tempérament sanguin. — Il est dû à la
prédominance organique et fonctionnelle
des appareils circulatoire et respiratoire.
Il s'accompagne à peu près constamment
de pléthore.

En conséquence, tout ce qui tendra à
augmenter la masse du sang, ou même
celle d'un seul de ses éléments, les glo-
bules rouges, devra être proscrit ou administré avec précaution. Dans ce cas
sont les eaux ferrugineuses, les eaux sti-
mulantes, tant à l'intérieur qu'à l'extérieur.

Toutes les pratiques capables de conges-
tionner les organes internes seront évitées
ou surveillées avec soin ; de ce nombre
sont les bains chauds, les douches, quelle
que soit leur température.

On prescrira une alimentation saine
mais peu excitante et médiocrement abondante ; un exercice fréquent, la marche, la
gymnastique, l'équitation, en un mot tous
les exercices musculaires.

Tempérament nerveux. — Il est dû à la

prédominance simplement fonctionnelle du système nerveux, et semble un attribut de la femme; il joue un grand rôle dans toutes ses maladies, surtout dans celles de l'appareil utérin.

Les eaux minérales, quelles qu'elles soient, ont, à cause de leurs propriétés générales, facilement prise sur lui. Il importe donc d'apporter une certaine mesure dans la médication hydro-minérale, surtout en boisson.

Les bains chauds lui sont contraires autant par ses effets immédiats, qui sont excitants, que par ses effets consécutifs, qui sont débilitants. (*Voir plus loin, à l'article bain*).

Le bain tempéré, éminemment sédatif, est le mieux approprié à ce tempérament.

Les bains fortement minéralisés, comme les bains de mer, sont trop excitants; il faut en surveiller l'emploi.

La douche doit être d'une température modérée et d'une faible percussion. On ne doit arriver que progressivement à la douche froide et au jet.

L'exercice doit être modéré, mais assez énergique ; l'activité physique et musculaire doit remplacer l'activité intellectuelle.

Tempérament lymphatique. — Il est dû, suivant M. Michel Lévy, à « la prédominance de développement, de vitalité et d'activité de tous les tissus pénétrés par des liquides non sanguins et de tous les organes qui fournissent ces liquides. Les élaborations blanches (mucus, serum, lymphe, etc.) l'emportent ici sur l'hématose. »

Ce tempérament, quand il n'est point congénial, arrive souvent avec les affections utérines et devient fréquemment le point de départ d'une anémie qui donne à ces affections une physionomie spéciale.

Le tempérament lymphatique est celui qui s'accommode le mieux de la médication par les eaux minérales. Tout ici concourt à une salutaire modification ; l'eau minérale d'abord, par ses propriétés générales excitantes ; la balnéation, les douches ensuite, par leur action éminemment stimulante, et enfin ces conditions accessoires de grand air, d'exercice, de distraction, etc., qui remplissent un certain rôle, il faut bien en convenir, dans les traite·ments institués près des stations thermales.

Les eaux excitantes, apéritives ou reconstituantes devront toujours, à moins de contre-indications, être recherchées : les eaux salines seront données en petite dose pour éviter l'effet purgatif et s'en tenir à la stimulation qu'elles produisent sur l'estomac; les eaux alcalines, surtout les calciques et les ferrugineuses, auront de beaucoup la préférence sur les alcalines sodiques dont l'action fluidifiante ne doit pas être perdue de vue.

Les bains froids, les douch s froides font ici merveilles ; ils doivent avoir le pas sur le bain tiède et surtout sur le bain chaud ; les bains de mer, si profitables au tempérament lymphatique, agissent autant, sinon plus, par leur basse température que par leur composition.

Le mouvement dans le bain, la natation

doivent être recommandés, et c'est ici que ressort un des avantages des piscines.

Il est inutile d'insister sur le régime et l'hygiène appropriés au tempérament lymphatique ; ils sont connus de tout le monde.

Tempérament bilieux. — Tous les hygiénistes ne l'admettent pas. M. Michel Lévy veut que ce soit un tempérament nerveux auquel est venu se joindre la prédominance du foie, qui ne serait elle-même qu'une idiosyncrasie.

Nous n'avons pas ici à discuter cette question et nous aurions volontiers abandonné le tempérament bilieux si, dans cet état caractéristique, qu'on le nomme tempérament ou idiosyncrasie, n'apparaissait pas une disposition hémorrhoïdaire dont il faut tenir grand compte dans l'emploi de certaines eaux minérales, les salines, par exemple, et qui, d'autre part, joue un rôle dans cet état que les Allemands appelent *pléthore abdominale* dont la place est marquée en plusieurs endroits de ce travail.

La femme, dont nous nous occupons

exclusivement ici , a ordinairement en partage le tempérament nerveux ou le tempérament lymphatique, quand ils existent sans mélange ; mais le plus communément ils s'associent et ils forment alors le tempérament *nervoso-lymphatique* dont l'hygiène se tire des prescriptions formulées à l'occasion de chacun de ces tempéraments.

Les autres tempéraments, le sanguin et le bilieux, sont plus généralement l'apanage de l'homme ; leur combinaison, d'où résulte le tempérament *bilioso-sanguin*, est aussi généralement l'attribut de notre sexe.

Cependant on peut rencontrer l'un ou l'autre chez la femme, et cette circonstance légitime leur maintien en cette place.

---

§ II. — DIATHÈSE, HÉRÉDITÉ.

Les diathèses occupent dans l'histoire des maladies chroniques une place si considérable que leur nombre et leurs variétés ont été multipliés à l'infini.

Cependant, quelques médecins mettent en doute l'existence de ces conditions morbides et les confondent volontiers avec la *prédisposition*.

Cette erreur est trop grossière pour être admise : la prédisposition, en effet, « n'est qu'une manière d'être actuelle qui favorise le développement d'une maladie, sans trouble morbide intérieur préalable,» tandis que la diathèse « est caractérisée, comme dit M. Grisolle, par la manifestation extérieure, sur plusieurs organes et sur plusieurs points de l'économie, de troubles, de lésions ou de productions morbides de nature identique, sous l'influence d'une cause intérieure, d'une constitution morbide propre à l'individu. » (*Thèse de concours* 1851, p. 10.)

Oui, la diathèse est une constitution morbide, comme le tempérament n'est que la formule d'une constitution physiologique.

La source la plus ordinaire des diathè-

ses est l'hérédité. Cependant quelques-
unes peuvent être simplement individuelles, et alors elles sont congéniales ou ac-
quises.

Ces distinctions sont capitales au point
de vue de la thérapeutique; on peut ambi-
tionner de se rendre maître d'une diathèse
acquise, tandis qu'on ne peut espérer que
quelques modifications dans la diathèse
congéniale, et un amendement et même
une suspension dans les manifestations
seules de la diathèse héréditaire.

Souvent la thérapeutique n'a d'autre
résultat que celui de changer le caractère
de la manifestation diathésique, et quelquefois même de n'amener qu'une simple
métastase. Ainsi, dans la diathèse urique,
dont les manifestations les plus communes
sont la gravelle, la goutte et fréquemment
le diabète, on voit ces trois formes se remplacer, se succéder l'une à l'autre, variant
tour à tour d'énergie sous l'influence de
mille circonstances. Dans ces cas, et nous
avons pris les plus simples, toute l'ambi-
tion de la thérapeutique, si elle ne peut

parvenir à étouffer complétement toutes les manifestations diathésiques, doit être de ramener ces manifestations à la forme la moins dangereuse et en même temps d'en affaiblir le plus possible l'énergie. — C'est le but que poursuit cette foule de graveleux qui, chaque année, fréquente les eaux alcalines.

Quoi qu'il en soit, et quel que soit le but à atteindre, l'existence d'une diathèse doit toujours être soigneusement notée quand il s'agit de déterminer la nature et le mode d'une médication hydro-minérale, car nous verrons, en effet, plus loin que quelques eaux minérales sont les spécifiques de certaines diathèses, comme les eaux alcalines pour la diathèse urique, les eaux sulfureuses pour la diathèse herpétique, etc.

Il nous faut donc déterminer la nature des diathèses qui d'un côté impriment leur cachet aux affections utérines et qui, de l'autre, sont tributaires des eaux minérales.

Grâce à ces deux conditions, un grand

nombre de diathèses se trouvent éliminées ; parmi elles on rencontre la diathèse cancéreuse. la diathèse inflammatoire, gangréneuse, scorbutique, farineuse, anévrismale, etc. Quelques auteurs en ont tellement grossi le chiffre qu'il est plus aisé et plus rapide de mentionner seulement celles qui appartiennent à notre domaine.

Quatre de ces diathèses sont saillantes, communes et admises par tout le monde ; ce sont : 1° la *diathèse urique*, comprenant les diathèses goutteuse et calculeuse de quelques auteurs ; 2° la diathèse dartreuse ou *herpétisme*; 3° la diathèse rhumatismale; 4° la diathèse scrofuleuse, à laquelle on rattache quelquefois la diathèse tuberculeuse.

Il est utile, dans le sujet qui nous occupe, d'ajouter à ces quatre constitutions morbides capitales la diathèse hémorrhagique, qui imprime un caractère spécial aux pertes cataméniales.

Enfin, dans ces derniers temps, M. Bouchut a décrit sous le nom de *névrosisme* un état particulier du système nerveux dont les manifestations se rapprochent des dia-thèses. Il faut en tenir compte, bien qu'il nous paraisse se rattacher beaucoup à une exagération du tempérament nerveux, exagération très-commune, surtout dans le cours ou à la suite des affections uté-rines.

Nous verrons dans la seconde section de ce travail qu'à chacune de ces dia-thèses correspond une classe d'eaux mi-nérales qui en est comme le spécifique : ainsi les eaux alcalines s'adressent direc-tement à la diathèse urique ; les eaux sul-fureuses à |l'herpétisme ; les eaux salines à la diathèse scrofuleuse, et toutes les eaux thermales à la diathèse rhumatis-male.

Quelquefois, bien que ce fait ait été nié par beaucoup d'auteurs, deux dia-thèses peuvent se greffer l'une sur l'autre, ou, pour mieux dire, peuvent se montrer simultanément sur le même individu. Dans ce cas, le choix du médecin est déter-miné ou par celle des deux diathèses qui

prédomine, si cette prédominance existe;
ou bien il s'arrête à une variété d'eau intermédiaire entre les deux spécifiques, car
la nature, comme dans toutes ses œuvres,
a observé les transitions dans les diverses
minéralisations des eaux.

Il n'entre pas dans notre sujet de décrire
les manifestations des diathèses ; il nous a
suffi de rappeler les constitutions morbides qui s'imposent à la thérapeutique
hydro-médicale des affections utérines, et
nous laisserons la description de leurs caractères à tous les ouvrages de pathologie
générale où ils se trouvent.

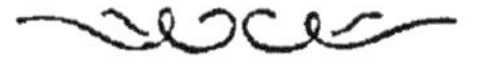

SECTION II.

MATIÈRE MÉDICALE DES EAUX MINÉRALES

CHAPITRE Iᵉʳ.

COMPOSITION ET CLASSIFICATION MÉDICALE DES EAUX MINÉRALES.

Quand elle eut analysé toutes les eaux minérales connues, quand elle fut bien fixée sur la composition intime de chacune d'elles, la chimie tenta de classer tous ces matériaux épars et d'en former des groupes et des subdivisions où chacun pût se reconnaître.

La médecine, plus que la géologie et la physique, la sollicitait dans cette œuvre louable : elle pensait, avec une apparence de raison, que la connaissance des éléments constitutifs d'une eau minérale l'éclairerait dans les applications thérapeutiques qu'elle en voulait faire et que, par ainsi, elle s'éviterait les tâtonnements et les expérimentations qui attendent tout nouvel agent à la porte de la matière médicale.

Elle voulait s'affranchir de l'empirisme pour arriver d'un seul coup à la certitude scientifique.

La chimie, toute fière de l'importante mission qu'on lui confiait, se mit courageusement à la besogne, et analysa, classa, groupa, subdivisa tant et si bien, qu'elle dépassa la confusion des langues dont la tour de Babel est restée le modèle.

Chaque auteur eut son groupement, chaque livre eut sa classification particulière.

Il en faut convenir, l'œuvre à accomplir n'était pas chose facile. Les eaux minéra-

les ont des composés complexes dont la
caractéristique n'est pas toujours sail•
lante ; et puis la chimie, qui fonctionnait
pour le bon plaisir de la médecine, devait
tenir compte de certaines propriétés thérapeutiques qui ne concordaient plus avec
l'analyse. On sait, en effet, que des eaux
fort dissemblables au point de vue de leur
composition chimique ont des vertus curatives analogues et *vice versâ*; et que les
effets thérapeutiques d'une eau ne sont
point en rapport avec le degré de sa minéralisation.

Nous sommes loin de dire qu'il faut se
priver du concours de la chimie; mais
nous pensons qu'après la triste épreuve de
confusion et d'obscurité où la chimie nous
a plongés et nous tient encore, il est temps
de finir par où nous aurions dû commen•
cer, c'est-à-dire d'appliquer aux eaux mi•
nérales la méthode qui nous fait classer
tous les autres agents de la matière médicale. Est-ce d'après leur composition chimique que nous cataloguons l'opium, la
belladone, l'aloès, la soude, l'alun, le

mercure, etc. ? Nos grandes divisions, les purgatifs, les calmants, les sudorifiques, etc., dans lesquelles chaque agent vient prendre sa place, n'ont rien à faire avec la chimie , et reposent tout entières sur l'observation médicale, sur l'empirisme, en prenant ce mot dans son sens le plus élevé.

Depuis longtemps déjà, nos études hydrologiques suivent cette direction, et, il faut bien le dire, elle nous a été indiquée par les esprits les plus sages et les moins prévenus. Toute notre doctrine est en germe dans ce remarquable passage du *Dictionnaire de matière médicale et de thérapeutique* de Merat et de Lens: « Les effets physiologiques et médicaux se rapportent soit à l'eau proprement dite, véhicule des principes minéralisateurs communs à toutes les eaux minérales, soit au calorique ou aux autres matières étrangères qui peuvent caractériser chacune d'elles. Sous le premier point de vue, il est vrai de dire que toutes offrent quelque chose de commun, indépendant de leur composition propre ; ainsi, quelle que soit leur nature, elles introduisent dans l'économie une somme de liquide plus ou moins considérable ; chargées, en outre, de principes toujours stimulants, et appliquées sur la peau ou sur la membrane gastro-intestinale, c'est-à-dire sur les deux surfaces de l'économie les plus étendues, les plus sensibles, celles dont les rapports mutuels et les sympathies sont les plus nombreuses, elles excitent presque toujours la vitalité, réveillent le jeu des actions organiques, déterminent une sorte de mouvement fébrile, *de fièvre médicatrice* accompagnée, momentanément du moins, de l'augmentation des forces, parfois d'une sorte de bien-être inconnu, et presque toujours suivie d'effets DIURÉTIQUES, DIAPHORÉTIQUES, PURGATIFS, par lesquels la nature prélude souvent à la solution de certaines maladies. D'autres fois leur action est insensible, la guérison a lieu par lysis ; parfois enfin elles opèrent à la manière des spécifiques » (art. *Eaux miné-rales.*)

Et un paragraphe plus loin : « LES URI-
NES, LES SELLES, LES SUEURS, LES ÉRUPTIONS
CUTANÉES, telles sont les principales crises
qu'elles déterminent, etc. »

Nous avons ici tous les éléments d'une
classification médicale des eaux minérales avec les nuances curatives les plus dé-
licates et les plus variées, eu égard à leur
température et à leurs divers modes d'emploi.

Notre première division reposera donc
sur les effets *diurétiques, purgatifs* et *diaphorétiques*, qui caractérisent d'ailleurs
trois groupes de la classification chimique. Nous aurons :

1re classe. Eaux diurétiques, correspondant aux eaux alcalines;

2e classe. Eaux purgatives, correspondant aux eaux salines (chlorhydratées et
sulfatées);

3e classe. Eaux diaphorétiques, correspondant aux eaux sulfureuses.

Chacune de ces classes s'adresse *directement* aux affections de l'appareil qui
lui sert d'émonctoire :

Les eaux diurétiques (alcalines) guérissent les maladies de l'appareil urinaire ;

Les eaux purgatives (salines) guérissent les maladies de l'appareil digestif ;

Les eaux diaphorétiques (sulfureuses)
guérissent les maladies de la peau et des
muqueuses.

Chacune de nos classes comporte, dans
le même ordre d'effets physiologiques et
curatifs, des nuances et des gradations
nombreuses d'action, dues à des différen-
ces tantôt de composition, tantôt de température et tantôt de mode d'emploi.

Il nous faut donc examiner chacun de
nos groupes à ce triple point de vue et
nous contraindre, tout en restant fidèle à
l'observation clinique, d'invoquer encore
le concours de la chimie et de la physique.

Nous allons d'abord donner le tableau
complet de nos divisions et subdivisions,
que nous n'avons point à légitimer ici au
point de vue chimique — cette préoccupa-

tion doit trouver ailleurs sa place — et
nous examinerons ensuite chacune de nos
classes sous le rapport de leurs propriétés
médicales.

Pour abréger le discours et ne pas nous
exposer, en ce travail spécial, à des inno-
vations intempestives, nous nous servirons
encore des locutions chimiques, sous lesquelles devra toujours se trouver le sens
médical que nous y attachons.

PREMIÈRE CLASSE.

Eaux alcalines — diurétiques.

1er ordre. Alcalines sodiques : *Vichy, Vals,
Saint-Alban, Soultzmatt, Ems, Tœplitz,
Bilin,* etc.

2e ordre. Alcalines calciques : *Pougues,
Contrexeville, Condillac, Ussat,* etc.

3e ordre. Alcalines mixtes : *Néris, Mont-
Dore, Royat, Plombières, Schlangen
bad,* etc.

4e ordre. Alcalines ferrugineuses : *Bus-*

sang, *Forges*, *Vittel*, *La Malou*, *Oreza*, *Spa*, *Pyrmont*, etc.

DEUXIÈME CLASSE.
Eaux salines — purgatives.

1er groupe.
Salines chlorhydratées.

> 1er ordre. Sodiques : *Bourbon - l'Archambault*, *Bourbonne*, *Luxeuil*, *Balaruc*, *Hombourg*, *Wiesbaden*, *Baden-Baden*, etc.
>
> 2e ordre. Calciques sodiques : *Nauheim*.

2e groupe,
Salines sulfatées.

> 1er ordre. Calciques : *Encausse*, *Cambo*, *Saint-Amand*, *Cap-Vern*, *Louëche*, etc.
>
> 2e ordre. Calciques sodiques : *Dax*.
>
> 3e ordre. Sodiques magnésiennes : *Pulna*, *Sedlitz*.

<table>
<tr><td>3ᵉ groupe,
Salines mixtes.</td><td>1ᵉʳ ordre. Sodiques : Bains, Bourboule, Lavey, Marienbad, Carsbad, Eger, etc.
2ᵉ ordre. Sodiques calciques : Salins, Lamotte.
3ᵉ ordre. Sodiques magnésiennes : Eau de mer, Friedrichshall.</td></tr>
<tr><td>4ᵉ groupe.
Salines ferrugin.</td><td>Passy, Auteuil, Cransac.</td></tr>
<tr><td>5ᵉ groupe.
Salines iodurées :</td><td>Niederbronn, Saxon, Kreutznach, Hall, etc.</td></tr>
</table>

TROISIÈME CLASSE.

Eaux sulfureuses — diaphorétiques.

<table>
<tr><td>1ᵉʳ groupe,
Sulfurées.</td><td>1ᵉʳ ordre. Calciques : Eaux-Bonnes, Pierrefonds, Enghien, Saint-Gervais, etc.
2ᵉ ordre. Sodiques : Baréges, Luchon, Cauterets, Saint-Sauveur, Eaux-Chaudes, Amélie, Ax, etc.</td></tr>
</table>

2e groupe, Hydro-sulfurées.

> 1er ordre. Salines ou alcalines : *Allevard*, *St-Honoré* , *Bagnols*, *Uriage* , *Schinsnach* , *Weilbad*, etc.
>
> 2e ordre : Ferrugineuses : *Charbonnières*, *Sylvanés* , *Bourrasol*, *Barbotan*, etc.
>
> 3e ordre. Iodurées : *Challes* , *Bondonneau*, *Gréoulx*, *Marlioz*, etc.

3e groupe. Hyposulfitées.

Gournigel.

A côté de l'action *spéciale* que chacune de nos classes d'eaux exerce sur l'appareil qui lui sert d'émonctoire et qui nous les a fait distinguer en eaux diurétiques, purgatives et diaphorétiques, il faut placer une action *spécifique* qui n'est pas moins remarquable que la première.

Plus loin, nous parlerons longuement des conditions diathésiques dans lesquelles se trouvent souvent les affections utérines et de l'importance qu'y doit attacher le médecin hydrologue ; mais, par anticipation, nous devons dire que chacune de nos classes d'eaux renferme le spécifique d'une diathèse, c'est-à-dire que les eaux alcalines sont le spécifique de la diathèse urique ; les eaux salines de la diathèse scrofuleuse et les eaux sulfureuses de la diathèse herpétique.

Nous devons maintenant justifier, en quelques mots, le classement chimique que nous avons donné ci-dessus, en indiquant l'action médicale de l'agent qui sert de caractéristique.

1° EAUX ALCALINES.— Nous avons à dessein négligé la potasse et l'ammoniaque, qui entrent bien rarement dans la composition des eaux minérales; il nous reste donc trois alcalis, la soude, la chaux et la magnésie qui, dans les eaux minérales, ne conservent leurs propriétés thérapeutiques que lorsqu'ils sont combinés avec l'acide carbonique (carbonates, bi-carbonates) et à l'acide silicique (silicates). Dans toutes les autres combinaisons, les alcalins s'effacent et perdent leurs vertus spéciales. L'acide silicique ne jouant qu'un rôle secondaire, nous établirons comme première loi des eaux, alcalines qu'elles contiennent de l'acide carbonique, circonstance éminemment favorable pour le fonctionnement des voies digestives, dont le bon ou le mauvais état importe tant pour le succès de la médication utérine.

Nous ne dirons pas avec les anciens que les alcalins ont des propriétés fondantes, diurétiques et incisives, quoique ces expressions vieillies représentent, sous d'autres formes, les idées que nous nous formons de cette classe de médicaments. Sans rappeler leur action directe sur l'apreil urinaire, il est incontestable que les alcalins, surtout ceux à base de soude, diminuent l'état plastique du sang et de la lymphe et contribuent, par conséquent, à résoudre les engorgements qui sont dus à l'une de ces deux causes. Leur action se fait plus vivement sentir sur le parenchyme des organes que sur les membranes qui les enveloppent, et cette remarque est importante à noter dans la question qui nous occupe et reviendra plus d'une fois sous notre plume.

Mais cette précieuse qualité des alcalins se fut changée, dans beaucoup de cas, en un véritable danger, si la·nature n'avait pris soin de mitiger, pour ainsi dire, ce que cette action avait de trop énergique; comme toujours, elle a marché par degrés: à côté de sources exclusivement alcalines sodiques, qui conviennent aux constitutions pléthoriques, elle a placé dans d'autres, comme première atténuation, un faible composé ferreux ; puis viennent les alcalins calciques, qui, sans cesser de jouir des propriétés alcalines, s'adaptent mieux aux tempéraments lymphatiques ; enfin l'atténuation est si complète dans les eaux alcalines ferrugineuses que l'action reconstituante du fer semble même l'emporter sur l'action fluidifiante des alcalins.

Comme on le voit, notre première classe répond aux indications tirées de la nature de la lésion, de la diathèse et de la constitution, triple indication, pour le dire en passant et par avance, que le médecin hydrologue ne doit jamais perdre de vue.

2° EAUX SALINES.— Dans cette classe, un grand nombre d'eaux empruntent à leur température et à leur mode d'emploi des conditions que nous aurons à examiner tout à l'heure; nous ne parlons ici que de l'action de l'eau prise en boisson.

Toutes, s'adressant à l'émonctoire intestinal, agissent sur tous les tissus qui entrent dans la composition du tube digestif, comme nous avons vu les eaux alcalines, dont les préférences s'adressent au parenchyme, avoir cependant une influence médicatrice sur la muqueuse vésicale.

Mais en étudiant avec soin ce que les Allemands appellent la *pléthore abdominale* et ce que nos anciens auteurs désignaient sous le nom d'*hypocondrie avec matière*, on reste convaincu que les eaux que nous rangeons sous le titre générique de salines choisissent pour terrain de leur action la trame de nos tissus bien plutôt que leur enveloppe.

Quelle est alors leur différence avec les eaux alcalines?

Celles-ci paraissent agir d'une manière plus générale et porter leur influence sur l'économie tout entière; les eaux salines, au contraire, semblent avoir une action plus locale et spécialisée en quelque sorte sur les organes situés dans l'abdomen et sous la dépendance de la veine porte. Elles empruntent aussi leurs propriétés générales au mode d'emploi externe, comme les eaux de mer par exemple.

Selon les doses auxquelles elles sont administrées, les eaux salines ont une action résolutive ou purgative; cette double action est encore obtenue selon que la soude, la chaux ou la magnésie prédominent. Ici encore, toutes les nuances sont observées depuis Wiesbaden, Baden-Baden jusqu'à Pulna et Sedlitz.

Comme on le voit, les indications fournies par la lésion, la diathèse et la constitution peuvent être remplies dans ce nouveau cadre, comme nous avons montré qu'elles l'étaient dans celui des eaux alcalines.

3° **EAUX SULFUREUSES**. — Cette classe d'eaux ne s'adresse au parenchyme, ni d'une manière générale en agissant sur la totalité du liquide sanguin, comme les eaux alcalines, ni d'une manière locale, en portant toute son action sur le système de la veine porte, comme les eaux salines; mais elle prend pour lieu d'élection la peau et les muqueuses.

C'est par cette porte, celle des muqueuses, et par celle de la diathèse herpétique que les eaux sulfureuses entrent dans la thérapeutique des affections utérines.

Nous montrerons plus loin, par tous les témoignages, que ce sont bien là les conditions d'action des eaux sulfureuses dans le sujet qui nous occupe.

Il est inutile de faire ressortir combien la nature a été prodigue et ingénieuse dans la distribution des eaux de cette classe : tous les degrés de minéralisation

et de température s'y rencontrent; on n'a,
comme on dit communément, que l'embarras du choix. La France est le pays
privilégié pour les eaux sulfureuses; aucune contrée du monde ne peut être com-
parée aux Pyrénées, où à chaque pas
surgissent des sources acclamées et en-
viées par l'univers entier. Les sources al-
pestres ne sont point à dédaigner, car à
côté des sources recommandables, comme
celles d'Uriage et d'Allevard, elles comp-
tent le groupe important des eaux sulfureuses iodurées, dont nous ne trouvons
pas un seul spécimen dans les Pyrénées.

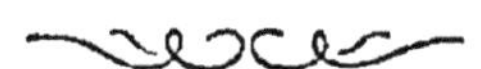

CHAPITRE II.

TEMPÉRATURE ET MODE D'EMPLOI DES EAUX MINÉRALES.

Ce chapitre se partage naturellement en deux paragraphes, dont le premier comprend l'étude de la température des eaux minérales employées tant intérieurement qu'extérieurement, et dont le second est relatif aux différents modes d'emploi de ces eaux.

---

§ 1er — TEMPÉRATURE DES EAUX MINÉRALES.

La température des eaux est dite *froide*, *tempérée* ou *chaude*, selon le degré qu'elles marquent à l'échelle thermométrique. L'eau

minérale est dite froide quand sa température varie de 7 à 20° centigrades ; elle
est appelée tempérée entre 20 et 30°, et
chaude au-dessus de ce chiffre.

La température doit tenir une grande
place dans l'étude médicale de l'eau,
qu'elle soit prise en boisson ou administrée en bains, douches, injections, etc.;
car elle en modifie profondément l'action
physiologique et thérapeutique. « L'eau
froide, dit Ratier, est rafraîchissante, calmante et diurétique ; l'eau tiède est relâ-
chante, calmante et vomitive, suivant les
cas ; l'eau chaude est excitante, sudorifique, expectorante ; et l'eau bouillante est
rubéfiante, vésicante et même escharoti-
que. » (*Dictionn. en 15 vol.*)

Nous allons donc, sans tenir compte de
la composition de l'eau, dire les effets :
1° des boissons froides ou chaudes; 2° des
bains froids, tempérés ou chauds.

Les douches et les injections peuvent
être considérées comme un bain de courte
durée auquel s'ajoute un élément nouveau, la percussion ; nous renverrons ce

que nous avons à en dire au paragraphe suivant qui les concerne d'une manière plus spéciale.

Boisson froide. — Comme action physiologique, Londe nous dit : « L'effet de l'eau sur la membrane de l'estomac est, en général, asthénique, sédatif; cependant, chez les individus vigoureux, l'eau à une très-basse température détermine dans l'estomac une réaction semblable à celle qu'elle produit sur la peau. » (*Hygiène*, t. II, p. 182.) Comme action thérapeutique, Merat et de Lens disent : « Dans les embarras des premières voies, les suites d'indigestion, les irritations gastro-intestinales, etc., l'eau, prise à dose modérée, est souvent utile, soit comme simple délayant agissant en quelque sorte mécaniquement pour débarrasser la surface muqueuse des matières inalibiles qui l'irritent et en prévenir l'absorption, soit comme antiphlogistique direct; froide, elle excite les urines, quelquefois les sueurs lorsqu'on en prend plusieurs pintes et qu'on se tient au lit et bien couvert, parfois même la diarrhée.»(*Dictionnaire de matière médicale*)

Boisson chaude. — L'eau ingérée chaude accélère la circulation et pousse à l'exhalation cutanée et pulmonaire. « Les boissons, disent MM. Trousseau et Pidoux, doivent être surtout prescrites à une haute température lorsque le médecin veut déterminer une *excitation expansive* qui ait pour terme la surface cutanée, comme dans la prescription des sudorifiques; les liquides chauds sont le véhicule et la condition si indispensable de l'action de ces médicaments que quelques auteurs attribuent tout leur effet sudorifique à la température des boissons qui les contiennent. » (*Traité de matière médicale*, 1855, tome II, p. 531.)

Mais c'est principalement en bains que l'action de la température de l'eau a été étudiée, et c'est également sous cette forme qu'il nous importe le plus de la connaître, eu égard au genre d'affection qui nous occupe.

Bain froid. — Le bain froid dans une baignoire est toujours de courte durée, c'est une simple immersion; on lui préfére généralement la douche qui amène la réaction plus facilement que le bain.

Le bain froid est surtout en usage à la mer, où la lame, le mouvement de l'eau remplacent jusqu'à un certain point le choc de la douche. M. Michel Lévy décrit ainsi qu'il suit l'effet de ces bains considérés au point de vue de leur température, sans égard à la composition de l'eau : « La température *basse* des eaux, dit-il, détermine le *spasme périphérique*, la contraction de la peau et des muscles, l'engourdissement de la sensibilité nerveuse, le refoulement des liquides à l'intérieur, la suspension ou la diminution de l'exhalation cutanée; et secondairement elle donne lieu aux phénomènes de la réaction, caractérisée par le retour impulsif des liquides vers la périphérie, le rétablissement de la fonction perspiratoire et la persistance des effets sédatifs qu'ont éprouvés les extrémités nerveuses du tégument. » (*Traité d'hygiène*, tome II, p. 279.)

Le phénomène capital et sur lequel repose le succès des bains froids est la *réaction*, que l'on favorise au besoin par des frictions, la marche, etc.; par le fait de la réaction le sang revient brusquement vers la périphérie en s'accompagnant de phénomènes d'excitation et de caloricité : de là naissent l'accélération du pouls et l'excitation utérine et hémorrhoïdale.

BAIN TIÈDE. — Les bains tièdes sont essentiellement calmants; ils apaisent les douleurs et diminuent la fréquence du pouls. Cette action sédative n'est contestée par personne et tous les médecins savent, dit M. Dupasquier, « qu'une chaleur modérée, comme celle d'un bain tempéré ou d'un cataplasme tiède, au lieu de déterminer une excitation générale, tend, au contraire, à produire un relâchement d'où résulte un prompt adoucissement des souffrances dans la partie affectée et un état de calme général pour le malade. »

(*Histoire de l'eau minérale d'Allevard* ,
p. 464.)

BAIN CHAUD. — L'effet immédiat du bain
chaud est une forte stimulation ; la circulation est activée, la respiration accé-
lérée, les capillaires cutanés se conges-
tionnent et la peau se couvre d'une sueur
abondante. Mais à cette excitation plus ou
moins grande, selon que la température
de l'eau est plus élevée, succède un état
de débilité et de langueur qui s'accroît
avec l'usage de ces bains. « Les effets consécutifs des bains de vapeur et des bains
chauds, à des températures excessives,
disent MM. Trousseau et Pidoux, *sont tou-*
jours débilitants, autant par les pertes con-
sidérables qu'on y éprouve que par la sédation spontanée ou la faiblesse indirecte
qui suit toutes les fortes excitations. Il est
fort important, en thérapeutique, de bien
se rappeler que si l'action exagérée du
calorique est *immédiatement très-excitante*,
elle est aussi le moyen le plus sûr d'amener *consécutivement une grande atonie* dans

les parties qui y sont exposées. (*Loc. cit.*, t. II, p. 554.)

Ces indications, que nous avons pris soin d'étayer sur les autorités les plus compétentes, suffisent, à notre avis, pour indiquer le parti que l'on pourra tirer de la température de l'eau dans le traitement des affections utérines.

Il nous reste maintenant à dire les formes diverses sous lesquelles l'eau sera employée contre les états pathologiques qui font le sujet de ce travail.

---

§ II. — MODE D'EMPLOI DES EAUX MINÉRALES.

Nous venons d'étudier l'eau au point de vue de sa composition et sous celui de sa température : il nous faut maintenant examiner les formes diverses sous lesquelles ce liquide est administré.

En dehors de son introduction directe dans l'économie sous forme de boisson, à laquelle nous n'avons pas à nous arrêter ici, l'eau est appliquée extérieurement sous forme de bain et de douche.

Le bain, que nous avons déjà étudié sous le rapport de la température, va de nouveau nous arrêter au point de vue de l'absorption, et aussi au point de vue de ses variétés : piscine, bain de siége.

Enfin nous terminerons ce chapitre par quelques considérations sur les douches, au point de vue exclusif des affections utérines.

BAIN.—La question de l'absorption, non-seulement des particules aqueuses, mais encore des éléments médicamenteux que l'eau peut contenir, n'a point encore reçu *expérimentalement* une solution définitive. Nous n'avons point ici à rapporter les expériences contradictoires qui ont été instituées à ce sujet; mais sans vouloir pénétrer le secret d'une endosmose qui partage encore les physiologistes, nous ne pouvons ne pas reconnaître que des effets thérapeutiques très-remarquables s'obtiennent par l'usage seul des bains, en dehors des conditions de la température et de la durée ; ces faits sont constants dans les stations d'eaux sulfureuses où la boisson ne fait pas toujours partie du traitement.

Pour nous donc, sans rechercher le mécanisme de cette endosmose, l'absorption de l'eau et des éléments qui entrent dans sa composition existe, à la condition que le bain ait une certaine durée et une certaine température.

Bien que M. Chevalier ait expérimenté que quarante minutes de bain alcalin suffisent pour rendre l'urine alcaline, nous pensons que l'immersion thérapeutique doit être prolongée plus longtemps : d'où se légitime l'existence des piscines.

Au point de vue de la température, comme moyen de faciliter l'absorption, M. Kuhn a reconnu que, pour activer l'absorption cutanée, il faut que le bain soit au-dessous de 30°, tandis que pour activer l'exhalation, il faut dépasser 35°, ou, comme dit M. Patissier, au-dessus de 30°

le mouvement des liquides se fait de l'extérieur vers l'intérieur ; au-dessous de 35°,
il a lieu en sens inverse.

PISCINE. — La piscine n'est pas autre
chose qu'un bain ordinaire en commun, et
a l'avantage, sans parler des facilités ad-
ministratives qui ne nous regardent pas,
de prévenir l'ennui de l'isolement dans une
balnéation longtemps prolongée, et de
permettre des mouvements et une gymnastique impossibles dans une baignoire.
Les malades qui sont l'objectif de ces études trouvent profit dans ce mode de balnéation, et nous devions l'indiquer comme
une ressource chez certaines femmes nerveuses et contre une classe d'affections
qui réagissent profondément sur le moral
des malades.

BAINS DE SIÉGE. — D'une utilité majeure
dans les affections qui nous occupent, le
bain de siége remplace avantageusement
le bain entier, quand celui-ci ne serait pas
sans danger pour la santé générale. Le

bain de siége, à ce point de vue, peut être répété tous les jours, être de longue durée, et a même l'avantage sur le grand bain d'être plus facilement tenu à une température uniforme au moyen de l'appareil très-simple connu dans les établissements d'eau sous le nom de *bain de siége à eau courante.*

DOUCHES. — Ici, quelles que soient la durée de l'opération et la température de l'eau, l'absorption est nulle. Nous avons expérimenté sur nous-même en nous plaçant, pendant une heure, sous la pluie d'une douche fortement alcaline, et jamais l'urine n'a cessé d'être acide, comme elle l'était avant l'expérience. La particule aqueuse ne reste pas assez longtemps en contact avec la peau, comme dans le bain, pour être absorbée.

Il ne faut donc dans la douche que considérer : 1° la durée ; 2° la température ; 3° la percussion.

Ces trois termes se combinent de cent manières, et de ces combinaisons naissent des effets thérapeutiques très-divers et même opposés.

On trouvera toutes ces distinctions dans les ouvrages d'hydrothérapie ; nous ne pouvons ici, on le comprend, les passer en revue.

Nous ne nous arrêterons pas davantage sur la forme qu'affecte la douche ; dans les mêmes ouvrages on lira la description et les effets de la pluie, de la douche en jet, en lame, en cercle, écossaise, etc.

La douche a été encore distinguée en générale et partielle.

A ce dernier point de vue, nous devons noter plus particulièrement la douche ascendante, la douche périnéale et la douche vaginale ou à injection.

Tous ces moyens, bains et douches, sont administrés séparément ou concurremment. Le bain peut précéder la douche ou la suivre. La douche vaginale peut se prendre seule ou dans le bain.

Le praticien trouvera facilement à remplir toutes les indications de la thérapeutique hydrothérapique, s'il a toujours présentes à la pensée les conditions d'action du moyen dont il voudra se servir :

Pour le bain :

1º L'absorption ;

2º La température ;

3º La durée ;

Pour la douche :

1º La température ;

2º La percussion ;

3º La durée ;

4º L'organe sur lequel agit la percussion.

Avec ces données, le médecin ne risquera jamais de se fourvoyer ; il pourra calculer exactement l'effet soit du bain, soit de la douche, soit de la combinaison du bain et de la douche dans les conditions qu'il aura fixées, et il arrivera ainsi à obtenir les médications les plus diverses, en en graduant les nuances selon sa volonté.

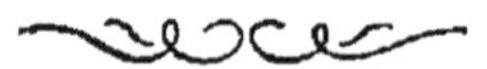

SECTION III

CHAPITRE Ier.

THÉRAPEUTIQUE GÉNÉRALE.

Dans les deux sections qui précèdent, nous avons établi, d'un côté, les conditions locales et générales qui font cortége aux affections utérines, et d'autre part nous avons laissé pressentir les manières diverses dont agissaient les eaux minérales.

Il est important, au point où en est arrivé notre travail, non-seulement de rappeler toutes ces circonstances, mais encore de les traduire en quelques formules claires et précises.

Du côté de la pathologie utérine, nous avons marqué, comme conditions indispensables pour instituer rationnellement la médication hydro-minérale, les circonstances suivantes :

1° La lésion anatomique ou fonctionnelle ;

2° Les conditions physiologiques générales sur lesquelles est greffée la lésion, c'est-à-dire la constitution et le tempérament ;

3° Enfin, les conditions pathologiques générales qui impriment un cachet tout particulier à l'état morbide, c'est-à-dire la diathèse.

Ces trois points sont d'une importance capitale, car ils portent avec eux toutes les indications thérapeutiques.

Du côté des eaux minérales, nous avons également noté trois circonstances qui contiennent toutes les ressources de la médication hydrominérale ; ce sont :

1° La composition chimique de l'eau ;

2° Sa température ;

3° Ses différents modes d'emploi.

Au point de vue de la composition chimique, nous n'avons admis que trois grandes classes d'eaux s'adressant chacune à l'un des grands émonctoires de l'économie. De là ressort un premier mode d'action *spécial* et s'exerçant sur toutes les parties de l'appareil d'excrétion auquel s'adresse le groupe d'eaux que l'on examine. On sait, en effet, que les eaux alcalines n'admettent pas de rivales dans le traitement des maladies des voies urinaires, depuis la néphrite chronique jusqu'au catarrhe de la vessie ; que les eaux salines réussissent admirablement bien dans tous les embarras abdominaux dont le siége est dans l'appareil intestinal ou ses annexes; que les eaux sulfureuses, enfin, sont merveilleusement appropriées aux affections de la peau et des muqueuses.

Concurremment avec cette action *spéiale*, chacun de nos groupes d'eaux jouit d'une action *spécifique* s'adressant à l'une des quatre grandes diathèses que nous avons reconnues tributaires des eaux minérales; — nous verrons plus loin que la quatrième, la diathèse rhumatismale, se trouve sous la dépendance d'une autre condition des eaux : la température.—En cette place, nous devons rappeler que les eaux alcalines s'adressent à. la diathèse urique, les eaux salines à la diathèse scrofuleuse et les eaux sulfureuses à la diathèse herpétique.

Par le seul fait de leur influence heureuse sur les états chroniques, c'est-à-dire en activant la vitalité d'organes et de fonctions allanguies, toutes les eaux minérales ont une action *reconstituante*; et cela est si vrai, que le retour des forces est le premier signe qui marque le succès de la médication hydrominérale ; tandis qu'un résultat négatif est toujours accompagné d'absence d'énergie. Mais cette action reconstituante se dégage moins exclusivement que l'action spéciale et que l'action spécifique de la composition seule de l'eau : il lui faut certaines conditions favorables qu'elle emprunte à la température du liquide, à la balnéothérapie et aux circonstances accessoires des établissements thermaux, tels que grand air, exercice, changement d'habitudes, etc., etc.

Les eaux faiblement minéralisées de chacune de nos trois classes exercent sur l'ensemble du système nerveux une action *sédative*, dans laquelle pourtant la température du liquide joue un rôle qu'il faut bien se garder de dédaigner. Nous reviendrons tout à l'heure sur cette action sédative, en parlant de la température de l'eau et de ses différents modes d'emploi.

Enfin, il nous reste, pour terminer ces considérations relatives aux propriétés thérapeutiques des eaux et déduites de leur composition chimique, à parler de leur *action révulsive*, que nous aurons soin tout à l'heure de distinguer en *action substitutive* et en *action résolutive*. Disons d'abord en quoi consiste la révulsion. « Une inflammation, dit M. Pétrequin, qui, de la période aiguë, a passé à la période chronique, ou qui a débuté par cette dernière et s'y est maintenue, présente toujours les

mêmes éléments anatomiques, qu'elle ait
son siége dans le foie, dans l'utérus, dans
l'ovaire ou dans tout autre tissu. Or, dans
ce cas, le but du médecin doit être de produire une excitation générale révulsive
qui retentisse à son tour sur l'organe malade et engorgé, afin d'y favoriser la circulation capillaire et faire disparaître
ainsi l'obstruction dont il est le siége. »
(*Traité des eaux minérales*, page 178.) M.
Patissier complète cette démonstration et
l'explique : « C'est là un résultat qu'on ob-
tient à toutes les eaux minérales, dont la
principale force médicatrice réside dans
l'*excitation* qu'elles provoquent dans tout
l'organisme, excitation vivifiante, qui s'é-
tend aux liquides comme aux solides ; son
effet se produit particulièrement sur l'organe malade, d'après cette loi de notre
économie qui veut que toute modification
aille, de préférence, aboutir à l'organe
souffrant ou à l'organe relativement plus
faible. Il résulte généralement de cette
stimulation un mouvement fébrile (fièvre
thermale) qui, modéré, est souvent favo-

rable ; il fait passer à un état momentanément aigu les maladies chroniques, et, en
réveillant les mouvements organiques frappés d'inertie, il facilite le dégorgement des
vaisseaux qui sont le siége d'une congestion passive. » (*Rapport* 1854, *page* 192.)

Ainsi, grâce à cette excitation générale
révulsive, les eaux minérales parviennent
à dissiper les congestions passives qui entretiennent soit des inflammations, soit
des engorgements parenchymateux ou
cellulaires.

C'est ici qu'il nous faut établir une distinction capitale, comme on le verra plus
loin, selon que la lésion siége sur une muqueuse ou dans le parenchyme d'un organe.

L'action médicamenteuse des eaux minérales est dite *substitutive* quand elle s'a-
dresse à la muqueuse, et *résolutive* quand
elle s'attaque à la trame organique.

« Les eaux sulfureuses sont les agents
les plus ordinaires de la médication substitutive ; les dermatoses et les affections
catarrhales en sont l'objet le plus habi-

tuel. » (*Dictionnaire des eaux minérales*, art. *Indications*.)

Les eaux alcalines et salines sont au contraire les agents de la médication résolutive. « Les eaux minérales alcalines, dit M. Pétrequin, sont encore très-efficaces lorsqu'il s'agit de résoudre les engorgements chroniques simples du foie et de la rate, des glandes mésentériques et de l'appareil utérin (ovaires et matrice); mais ici leur action, bien que grande encore, n'a plus cette spécificité que nous leur avons reconnue dans l'appareil urinaire. D'autres eaux minérales, non alcalines, peuvent résoudre presque avec autant de succès ces engorgements; » et plus loin : « Cette théorie de leur action dans la cure des affections chroniques nous explique pourquoi les engorgements dont nous avons parlé peuvent céder tout aussi bien à un traitement par une eau minérale saline qu'à celui d'une eau minérale alcaline. »

La distinction que nous nous efforçons de bien formuler ici entre l'action substitutive des eaux sulfureuses d'un côté et l'action résolutive des eaux alcalines et salines d'autre part, apparaîtra dans toute son importance, quand il s'agira, par exemple, du traitement de la métrite catarrhale et de celui de la métrite parenchymateuse.

Le choix à faire entre une eau saline et une eau alcaline pour la mise en usage de la médication résolutive, se déduit de considérations idiosyncrasiques, et surtout, dans le sujet qui forme le cadre de notre travail, de cet état complexe appelé par les Allemands *pléthore abdominale*. — Nous nous étendons longuement, plus loin, sur ce sujet important.

Nous venons de tracer à grands traits les caractères principaux de la thérapeutique hydro-minérale déduite de la composition intime de l'eau. Mais ces caractères, qu'il importait de formuler pour chaque groupe, s'adoucissent, se fondent et se rapprochent au moyen de nuances multiples, tirées tantôt de la nature des éléments minéralisateurs et tantôt de leur quantité. L'étude de ces variétés de composition, et par suite d'action médicatrice, constitue la science hydrologique et s'éloigne de notre cadre par la multiplicité de détails qu'elle comporte. Cependant nous aurons occasion plus loin de marquer quelques-unes de ces nuances, les plus importantes au moins, dans le sujet qui nous occupe.

Il nous reste à présent à caractériser les eaux au point de vue de leur température et de leurs modes d'emploi; nous allons le faire rapidement, car ces deux conditions, sauf quelques cas exceptionnels, ne font qu'accentuer ou affaiblir les actions diverses que nous connaissons déjà.

Sous le rapport de la température, les eaux minérales sont également partagées en trois groupes : 1° eaux froides ; 2° eaux tempérées ; 3° eaux chaudes. Chacun d'eux exerce sur nos tissus une action spéciale, dont les deux termes extrêmes sont la tonicité et la débilité, laissant place à une action intermédiaire, la sédation. De plus, nous rencontrons encore ici une action spécifique, moins accentuée, il est vrai, que celle amenée par les éléments de minéralisation, mais encore assez marquée pour qu'il faille en tenir compte.

Les eaux froides, en effet, ont une influence notable sur le lymphatisme, cet état mixte, pour ainsi dire, qui côtoie le tempérament lymphatique et la diathèse scrofuleuse ; les eaux chaudes sont les spécifiques des manifestations rhumatismales, et les eaux tempérées, enfin, participant des propriétés des unes et des autres, s'adressent indistinctement aux états névropathiques qui compliquent si souvent le lymphatisme et le rhumatisme. — De nombreuses nuances sont apportées, par la nature et par l'art, à ces trois types de la température des eaux, et peuvent ainsi répondre, selon leur degré, à l'échelle thermométrique, à toutes les indications de la thérapeutique.

Sans occuper dans l'étude des eaux minérales une place aussi importante que l'élément minéralisateur, la thermalité joue dans la pratique un rôle considérable, et même dans quelques stations elle est, à elle seule, le principe de toutes les propriétés thérapeutiques. Elle constitue, dans ces cas, l'unique indication, comme dans les rhumatismes, les névralgies, etc., et son importance n'est alors contestée par personne. Mais dans les circonstances mêmes où elle est primée par des considérations découlant de la composition de l'eau, la température ne doit jamais être laissée dans l'oubli, surtout quand il s'agit de médication externe, parce qu'elle peut, intempestivement employée, compromettre le succès d'une médication et même amener des accidents graves.

Les considérations que nous avons présentées dans la seconde partie de ce travail, et que nous venons de rappeler ci-dessus, marquent la voie qu'il importe de suivre, et de laquelle le praticien ne saurait s'écarter sans danger.

Enfin, au point de vue de son administration, l'eau doit être considérée selon qu'elle est prise en boisson ou appliquée extérieurement. Dans ce dernier cas, il est indispensable d'admettre une subdivision qui, par l'élément qui la légitime, la percussion, a toute l'importance d'une grande division. Nous aurions donc encore ici trois classes dans le mode d'emploi de l'eau, qui seraient : 1º la boisson, 2º le bain, 3º la douche ; ces deux dernières avec toutes leurs variétés de température, de durée, de force, etc., que nous avons signalées dans la seconde partie de ce travail.

L'importance pratique du mode d'administration de l'eau est si considérable, qu'il existe une véritable science sur ce sujet, ayant ses principes, ses déductions et son art : j'ai nommé l'hydrothérapie. En dehors de tout élément minéralisateur, l'hydrothérapie peut reproduire toutes les actions médicatrices dont nous parlions tout à l'heure, et devenir par ainsi l'adjuvant le plus précieux de la thérapeutique hydrominérale. De plus, grâce à ses divers modes d'emploi, l'action de l'une peut être localisée et portée plus spécialement sur un .point; ressource précieuse, comme on le verra, dans le traitement des affections utérines.

Ici s'arrêtent les considérations sommaires que nous avons cru devoir présenter sur la thérapeutique générale des eaux minérales; mais si des propriétés chimiques, physiques et médicales des eaux, nous avons déduit les médications diverses que le médecin hydrologue a en sa possession, il nous faut maintenant paraphraser d'une manière pratique, si l'on peut ainsi dire, chacune de ces médications.

C'est le point culminant de notre travail.

Après la thérapeutique générale qui fait le sujet de ce chapitre, doit en effet venir la thérapeutique appliquée, non pas à chaque affection en particulier, mais à chacun des quatre groupes entre lesquels nous avons distribué toutes les affections utérines tributaires des eaux minérales.

CHAPITRE II.

THÉRAPEUTIQUE APPLIQUÉE.

Ce chapitre contient toute l'application de nos principes hydrologiques au traite ment des affections utérines.

Ces affections, partagées en quatre groupes, vont nous servir de prétexte pour expliquer et développer les conditions diverses du traitement hydrominéral.

Cette division par groupes pathologiques dans chacun desquels viendront sucsivement se placer tous les modes d'action des eaux minérales, nous fait éviter d'un côté la monotonie d'une dissertation dogmatique sur chaque médication, et d'autre part les longueurs et les répétitions inhérentes à l'examen de chaque unité morbide.

§ Ier. — LÉSIONS MÉCANIQUES

Nous ne devons considérer ici que les lésions mécaniques idiopathiques, et négliger celles qui dépendent de la présence d'une tumeur ou de l'existence d'une affection organique de l'utérus.

Les lésions mécaniques idiopathiques tiennent au relâchement des ligaments et du plancher vaginal.

Ce relâchement et cette faiblesse des moyens de suspension de l'organe gestateur sont dus, tantôt à une cause générale débilitante, comme le tempérament lymphatique, la chloro-anémie, etc., et tantôt à une cause éloignée, la grossesse, dont l'action a été toute locale.

Dans l'un et l'autre cas, l'indication est claire, simple et précise.

Si la cause de la lésion réside dans l'état général de la malade, la médication sera tout à la fois générale et locale.

Si, au contraire, la constitution est bonne, et si la lésion n'est que le résultat d'une ou de plusieurs grossesses, la médication pourra n'être que locale.

Dans le premier cas, la médication générale reconstituante sera interne et externe.

La médication interne devra surtout se proposer pour but la régularité et l'activité des fonctions digestives. A ce point de vue, les eaux devront être froides et contenir de l'acide carbonique. La première classe de nos eaux, les eaux alcalines, se présente tout d'abord à l'esprit du médecin; mais si les eaux froides de cette classe sont toutes apéritives, elles n'ont pas toutes la même valeur dans le cas dont il s'agit : les alcalines sodiques doivent céder la place aux alcalines calciques, et même, selon l'état de l'estomac, aux alcalines ferrugineuses. Le bon fonctionnement des voies digestives est la pierre de touche de la médication, et le succès est à ce prix.

La médication générale externe emprunte ses éléments moins à la composi tion de l'eau qu'à sa température et à ses modes d'emploi.

Quels que soient ces derniers, l'eau doit toujours être froide.

Le bain, à cette température, ne peut être qu'une immersion, à moins que ce ne soit à la mer, dans une rivière ou dans un bassin de natation.

Mais, comme la nécessité de la médication générale interne éloigne la pensée des bains de mer, de rivière, et la plupart du temps d'une piscine à natation, on se trouverait réduit aux bains d'immersion, toujours pénibles et quelquefois dangereux, si l'hydrothérapie ne nous offrait pas une ressource importante et capitale; nous avons nommé la douche.

Pour être tonique et reconstituante, la douche doit être froide, de courte durée, une minute au plus, et administrée, selon les cas, tantôt en pluie, tantôt en jet, et tantôt en pluie et en jet combinés.

La composition de l'eau importe peu ici, car l'absorption est nulle, comme nous l'avons dit ailleurs, en rapportant nos expé-

riences (v.*Douches* dans la 2ᵉ partie); toute
la valeur de la douche se tire de sa durée,
de la température de l'eau et de la percussion du liquide. Il faut ensuite que la réaction se fasse franchement, immédiatement, et la marche à laquelle on condamne
les malades doit avoir pour but, non de
provoquer cette réaction, mais de la sou-
tenir pendant quelque temps. La réaction
amenée par la fatigue d'une course est
une mauvaise réaction : il faut s'en défier ;
outre les dangers d'une congestion vers
quelque organe important, la douche sans
réaction *immédiate* est débilitante, parce
qu'elle use les forces dans un combat iné-
gal avec une vitalité trop faible.

La douche peut être continuée longtemps ; on peut, selon les cas, en donner
une ou deux par jour ; on la suspend s'il
survient une excitation trop forte.

Le traitement local exige également
une eau à basse température.

Ses moyens sont, suivant les cas, le bain
de siége, l'injection, la douche ascendante
ou rectale et la douche périnéale.

Le bain de siége doit être un simple bain d'immersion du bassin ; mais le bain ainsi administré n'est pas sans danger et expose beaucoup trop aux congestions utérines. On a essayé d'obvier à cet incon‑vénient avec le bain de siége à eau cou‑rante ; sans doute, le danger est moins grand, parce que la malade reste plus longtemps dans l'eau ; mais il importe de s'assurer que la réaction est prompte et franche, et qu'aucune congestion ne se produit du côté des ovaires ou de l'utérus.

La douche à injection est ici une sorte d'irrigation de quelques minutes de du‑rée, c'est-à-dire que le choc doit être nul et que la canule, terminée en olive, doit être percée de trous latéraux. La position horizontale est d'une absolue nécessité. L'injection doit être prise le matin et le soir.

La douche rectale, ou, comme on dit dans les établissements hydrothérapiques, la douche ascendante a le double avantage de tenir le ventre libre et d'être en même temps un bain froid et par conséquent tonique pour tout le voisinage de l'utérus.

La douche périnéale est surtout utile dans les cas où le vagin n'offre pas une résistance suffisante et dans ceux où le périnée a été, non déchiré, mais distendu par la parturition. Presque toujours, cette douche a la forme d'une gerbe et n'a qu'une durée très-courte, comme toutes les douches toniques.

Tous les moyens que nous venons d'énumérer, surtout ceux qui constituent la médication locale, doivent être continués pendant longtemps. A l'exception du vagin et du périnée, tous les autres organes de suspension de l'utérus ne subissent que d'une manière indirecte l'influence médicatrice et demandent, par conséquent, une assez grande persistance dans le traitement.

Mais, quoi qu'il en soit, la médication reconstituante et tonique, qui est toute l'indication dans le traitement des lésions mécaniques de l'utérus, se rencontre dans la thérapeutique hydro-minérale et emprunte ses éléments, d'un côté aux eaux alcalines

soit calciques, soit ferrugineuses, et de
l'autre à l'eau de mer et, à son défaut, à
l'eau froide sous forme de douches générales, de bains de siége, d'injections ou ir-
rigations vaginales, de douches rectales et
périnéales.

---

§ II. — TROUBLES FONCTIONNELS.

Nous avons partagé les troubles fonctionnels de l'utérus en deux grandes classes : 1° ceux qui se rapportent à la menstruation; 2° ceux qui intéressent la fécondation.

Les troubles relatifs à la menstruation
sont rarement essentiels, et même nous
n'avons retenu cette exception que pour
ne pas nous trouver en opposition avec
des auteurs dont nous estimons le mérite
à une haute valeur.

Pour nous, ces troubles, que ce soit
l'aménorrhée, la dysménorrhée ou la ménorrhagie, sont toujours symptomatiques

soit d'un état morbide de l'utérus ou de ses annexes, soit d'un état général physiologique ou pathologique.

Dans ces conditions, les troubles de la menstruation ne réclament pas une médication spéciale, et les moyens employés contre eux gravitent dans la sphère de la thérapeutique opposée à la maladie mère.

Ce n'est point ici la place de nous arrêter à une thérapeutique dont les indications varient avec chaque état morbide, et que l'on retrouvera d'ailleurs à l'occasion de chacun de ces états qui entrent dans le cadre de ce travail. Les autres, ceux qui sont sous la dépendance d'une affection éloignée des organes génitaux, telle que le diabète, l'albuminurie, la tuberculose, etc., etc., ne sauraient être compris dans les limites des affections utérines, et doivent, par conséquent, sans dommage, être écartés de notre horizon.

Cependant si nous ne devons pas nous arrêter aux troubles de la menstruation amenés, soit par une affection de l'utérus, dont la place est dans une autre partie de ce travail, soit par un état morbide général dont l'étude n'est pas de notre domaine, nous ne pouvons passer sous silence les conditions générales, physiologiques ou pathologiques, dont nous avons signalé l'importance en thérapeutique hydro-minérale.

Evidemment, ces conditions ne régissent pas exclusivement ces troubles, qui seraient alors idiopathiques ; mais elles impriment à leurs manifestations un cachet spécial qui, dans beaucoup de cas, impose au traitement des modifications importantes.

En effet, quelle que soit la nature de la lésion utérine, ne faut-il pas tenir grand compte de la constitution et du tempérament, alors qu'il s'agit d'instituer une médication ?

Les constitutions fortes et les tempéraments pléthoriques doivent demander peu de chose aux eaux minérales, si ce n'est des bains prolongés, chauds et dans une eau très-peu minéralisée ; ces consti tutions s'accommodent mal du traitement hydro-minéral, et trouvent plus de profits dans les ressources de la thérapeutique ordinaire.

Comme nous l'avons dit ailleurs, les fortes constitutions et les tempéraments sanguins sont rarement l'apanage de la femme, et quand ils existent, ils sont généralement modifiés par les affections utérines, quand celles-ci viennent réclamer les bénéfices des eaux minérales.

Le médecin hydrologue se trouve donc le plus souvent en présence de constitutions ébranlées, affaiblies, et de tempéraments lymphatiques ou nerveux.

Pour le premier cas, c'est-à-dire pour les constitutions affaiblies et pour le tempérament lymphatique, nous avons indiqué les conditions de la médication reconstituante, tant générale que locale, auxquelles nous renvoyons le lecteur.

Pour le tempérament nerveux, nous exposerons dans le paragraphe suivant les conditions, tant générales que locales, de la médication sédative, auxquelles nous renvoyons également le lecteur.

L'existence d'un état diathésique n'a
pas en thérapeutique une importance
moindre que la constitution et le tempérament. Tous les troubles de la menstruation peuvent être influencés par une diathèse dont il importe de bien déterminer
la nature pour fixer rationnellement ses
préférences hydro-minérales. Barthez
parle d'une métrorrhagie goutteuse, et
nous-même avons observé des dysménor-
rhées liées, tantôt à la diathèse urique
et tantôt à la diathèse rhumatismale.

Dans ces cas, et quelle que soit la lésion
utérine, et quels que soient la constitution et le tempérament, il faut recourir à
la médication spécifique ou altérante et
s'adresser à la classe d'eaux qui corres-
pond à la diathèse existante.

Cette règle ne souffre aucune exception.

Chaque groupe d'eaux que nous avons
établi présente des variétés assez nombreuses pour qu'il soit facile, en y ajou-
tant les variétés des modes d'emploi, de
rentrer dans la médication indiquée par

la lésion utérine et nuancée par les considérations tirées de la constitution et du tempérament.

Nous aurons occasion de revenir sur ces idées, en les accentuant mieux encore, quand, à la fin de ce travail, nous résumerons les règles qui doivent guider le médecin dans le choix et l'institution d'une médication par les eaux minérales.

Il nous faut maintenant revenir à la seconde partie de ce paragraphe, c'est-à-dire aux troubles fonctionnels qui ont la fécondation pour objet.

Ici, la question s'agrandit et le problème devient parfois d'une solution difficile, j'allais presque dire impossible.

La stérilité chez la femme est le plus souvent le résultat d'un fait morbide antérieur siégeant, tantôt dans les ovaires, tantôt dans les trompes, tantôt dans l'utérus lui-même.

Mais, dans quelques circonstances, la stérilité ne se peut rattacher à aucune cause pathologique et constitue bien certainement alors un état idiopathique contre lequel la thérapeutique hydro-minérale peut être employée avec quelque espérance de succès.

Nous ne devons nous occuper que de ces dernières circonstances, les autres entrant dans le cadre des affections qui leur donnent naissance.

Pour les états idiopathiques eux-mêmes, pour ceux que nous retenons dans notre domaine, le diagnostic est quelquefois si difficile, que la plupart du temps la thérapeutique est le résultat d'une sorte d'intuition plutôt que le fruit d'une logique rigoureuse.

Du côté des ovaires et des trompes, nous n'avons guère, pour nous guider, que les troubles de la menstruation; mais, même en tenant compte de ces troubles, comment constater, par exemple, l'existence d'adhérences, la présence de mucosités dans les trompes, l'inertie ou l'état spasmodique des parois de ces organes, etc., toutes circonstances qui amènent fatalement la stérilité?

La thérapeutique, on le comprend,

n'ayant plus pour s'éclairer un diagnostic rigoureux, marche à l'aventure et ne doit qu'au hasard son triomphe ou son insuccès. Tout, dans ces cas, que nous croyons heureusement assez rares, tout est donné à l'inspiration du moment et n'est, par conséquent, susceptible ni d'une règle précise ni d'une ligne de conduite tracée à l'avance.

Il n'en est pas tout à fait de même pour ce qui regarde l'utérus : ce n'est pas à dire que le diagnostic soit toujours facile ; mais l'organe du moins est à la portée de nos investigations, et l'on peut, dans quelques cas, se rendre compte du trouble qu'il s'agit de combattre.

Celui-ci, avons-nous dit dans la seconde partie de ce travail, peut ou empêcher l'imprégnation, c'est-à-dire la rencontre du produit mâle et du produit femelle, ou, après l'imprégnation accomplie, amener prématurément la sortie de l'ovule fécondé.

Dans le premier cas, il y a réellement stérilité ; dans le second, il n'y a que ce

que nous avons nommé *avortement précipité*; mais dans l'un et l'autre cas, le but de
la nature est manqué, il y a trouble de la
fonction normale.

L'empêchement de la rencontre du produit mâle et du produit femelle tient à des
obstacles dont le siége est ordinairement
dans le canal utérin.

Ces obstacles sont de diverses natures :

Ils sont quelquefois purement mécaniques, comme dans les cas de rétrécisse-
ment congénial, d'existence de brides,
d'adhérences si fréquentes à la suite des
cautérisations, d'occlusion congéniale ou
acquise de l'orifice vulvaire ou utérin, etc.
Dans ces cas, si nos moyens d'investigation permettent d'établir un diagnostic rigoureux, la thérapeutique hydro-minérale
doit reconnaître son impuissance et céder
la place aux moyens chirurgicaux.

Mais l'obstacle peut dépendre de l'affaiblissement ou de l'exagération des propriétés vitales, et alors la médication hydro-minérale peut et doit intervenir avec
quelque chance de succès.

Quand l'affaiblissement des proprietés vitales est la cause de la stérilité, les fibres circulaires et longitudinales de l'utérus ne se contractent plus assez pour aspirer le sperme, le maintenir dans le canal et le hisser, pour ainsi dire, jusqu'au point où doit se faire sa rencontre avec l'ovule.

Dans les cas, au contraire, où les propriétés vitales sont exagérées, les fibres musculaires de l'utérus se contractent d'une manière désordonnée, souvent même permanente, de telle sorte que le sperme ne peut ni pénétrer ni cheminer dans le canal utérin.

On le pressent déjà, la conduite à suivre est toute différente dans l'une ou l'autre circonstance, et par conséquent un diagnostic rigoureux est ici d'une absolue nécessité.

Bien que nous n'ayons pas à nous occuper de ce point délicat, nous dirons que ce diagnostic se déduit moins sûrement de l'examen local que des conditions générales de l'organisme. Cependant cette loi n'a rien d'absolu, et l'on rencontre des utérus inertes chez des femmes d'une santé florissante, ou des utérus spasmodiques chez des femmes qui n'offrent pas un tempérament nerveux. On trouverait facilement des exemples des uns et des autres dans les annales thérapeutiques des bains de mer, des eaux de Forges, de Néris, de Plombières, etc., etc.

Cependant, nous le répétons, les conditions générales de l'organisme, soit physiologiques, soit morbides, sont une précieuse pierre de touche et fournissent, la plupart du temps, toutes les indications du traitement,

Celui-ci, par conséquent, sera tout à la fois général et local.

Général, dans les cas d'inertie, il empruntera ses indications à la médication reconstituante et tonique que nous avons exposée dans le paragraphe précédent; et dans les cas de contractions spasmodiques, il tirera ses ressources de la médication sédative, dont la place est marquée dans le paragraphe suivant.

Le traitement local, tonique et reconstituant, emploiera les moyens indiqués ci-dessus ; seulement l'injection cessera d'être une irrigation, pour se transformer en véritable douche à percussion, comme cela se pratique à Ems, à la *Bubenquelle*, et à Plombières, à la *Source fécondante*. Les eaux salines pourront être administrées sous une autre forme que celle de bain et de douche, sous la forme de vapeur. Les principes minéralisateurs qui les constituent légitiment ce mode d'emploi et doivent lui faire donner la préférence dans les cas où on a à ménager une susceptibilité nerveuse trop grande, ou à craindre une réaction incomplète. Ischl, dans le Tyrol autrichien, est, sous ce rapport, la station modèle ; nous y avons vu des appareils d'une simplicité extrême, graduant à volonté la force des vapeurs salines, depuis la simple fumigation sur l'appareil vulvaire jusqu'à la douche la plus énergique sur l'organe gestateur. Il serait facile, et sans de trop grands frais, d'instituer ce mode de traitement, soit au bord de la

mer, soit dans des stations d'eaux salines.

Quand l'inertie de l'utérus, vaincue au moment du coït, reparaît sous la pression de l'ovule fécondé, celui-ci, trouvant une ouverture béante, s'échappe hors de la matrice tantôt par son propre poids et tantôt entraîné par des mucosités utérines.

Quand cette sortie de l'œuf a lieu dans le premier mois de la fécondation, la gestation passe inaperçue, et la femme est dite stérile.

Dans les cas difficiles, où il faut recher-
cher les causes de la stérilité, le médecin doit toujours penser à la possibilité d'un avortement précipité, afin de prendre, au plus léger trouble de la menstruation, des précautions dont l'examen n'entre pas dans notre sujet.

Mais lorsque rien ne permet de sup-
poser actuellement une grossesse et que, d'autre part, on peut croire à l'existence antérieure d'un ou de plusieurs avortements précipités, la femme sera sou-

mise à la médication reconstituante et tonique, générale et locale, que nous avons exposée plus haut. Tous les moyens de cette médication peuvent être mis en usage; nous ne voyons à en modifier aucun.

Nous avons à dessein omis de parler du traitement sédatif local, parce qu'il fait naturellement partie de la médication sédative que nous allons exposer dans le paragraphe suivant.

---

§ III.— ALTÉRATIONS VITALES.

Les altérations vitales que nous avons placées dans ce groupe s'adressent à des appareils de vitalité fort différents de l'organe utérin ; ce sont :

1° Les troubles du système nerveux ou *hystéralgie* ;

2° Les troubles de l'appareil circulatoire ou *ménorrhagie* ;

3° Les troubles de l'appareil secréteur ou *leucorrhée.*

Ces états morbides sont assez souvent symptomatiques, soit de lésions utérines, soit d'affections générales ; nous n'avons pas à nous y arrêter ici, parce que leur histoire thérapeutique se confond avec celle des maladies qui leur donnent naissance.

Souvent aussi ils sont sous la dépendance du tempérament ou d'une diathèse ; nul n'ignore, en effet, l'influence exercée par le tempérament nerveux sur l'hystéralgie, et par le tempérament lymphatique sur les pertes rouges ou blanches. Quant aux influences diathésiques, elles sont notoires, et certaines leucorrhées, pour ne prendre que cet exemple, ne guérissent les unes qu'avec les eaux salines et les autres qu'avec les eaux sulfureuses, parce que les premières sont sous la dépendance de la diathèse scrofuleuse et les secondes sous celle de la diathèse herpétique.

Nous avons exposé dans le paragraphe précédent la règle à suivre en pareille circonstance ; nous y renvoyons le lecteur.

En cette place, il nous reste à examiner les altérations vitales de l'utérus, dégagées de toutes considérations étrangères à l'état idiopathique de ces altérations, et par conséquent à établir, à l'occasion de l'hystéralgie, la *médication sédative* et, à l'occasion des pertes rouges ou blanches, la médication *tonique ou astringente.*

A ne considérer que l'action primitive et générale des eaux minérales, il faudrait exclure de notre cadre la médication sédative, car cette action primitive est, de l'avis de tout le monde, une excitation. Mais cette excitation s'adresse à l'économie tout entière et peut devenir, en activant la circulation et la calorification, un sédatif du système nerveux, surtout si la part d'excitation qui revient à ce système est tempérée par des conditions favorables puisées dans le degré de minéralisation, de température et dans les modes d'emploi de l'eau.

Par ce que nous avons déjà dit en maints endroits sur ces diverses circonstances, on prévoit quels seront les éléments de la

médication sédative par les eaux minérales.

Aucune de nos trois grandes classes
d'eaux n'est exclue de cette médication;
toutes y peuvent prétendre avec leurs
sources les moins minéralisées. Parmi les
alcalines, nous trouvons, en effet, sans
sortir de la France, Néris, Plombières, etc.;
parmi les salines chlorhydratées, Luxeuil,
parmi les salines sulfatées, Bagnères-de-
Bigorre (sources de Foulon et du Salut),
Dax, Bains, Bourbon-Lancy, etc.; parmi
les sulfureuses enfin, Saint-Sauveur, le
Vernet, les Eaux-Chaudes, etc., etc.

En considérant cette liste des sources
dont la réputation est le mieux assise dans
le traitement des névroses et des névralgies, et qui, par conséquent, offrent les
meilleurs éléments de la médication sédative, on reconnaît non-seulement que leur
minéralisation est très-faible, mais encore
que la base est plutôt calcique que sodique.

De plus, toutes sont thermales et leur
emploi est plutôt externe qu'interne.

Ces diverses circonstances indiquent les

conditions essentielles de la médication sédative dont l'exposition sera complète, quand nous aurons dit que le bain doit tenir la première place dans ce traitement tout externe et que la douche ne doit être employée que rarement et avec précaution.

La durée et la température du bain n'ont rien de fixe ; diverses circonstances peuvent modifier ces deux points du traitement ; cependant il faut se rappeler que la température trop élevée du bain excite d'abord et débilite ensuite, surtout quand l'eau ne rachète pas cette action débilitante par une minéralisation énergique. La température du bain sera donc généralement tempérée, et alors aussi la durée en pourra être plus longue.

La douche, si on croyait nécessaire d'y recourir, sera générale, chaude, d'une faible percussion, et prolongée au moins pendant une demi-heure, comme on la pratique à Plombières. Nous croyons qu'en cette occurrence la douche circulaire vaut mieux que la douche en pluie, parce que son action est plus uniforme et plus douce.

Le bain de siége peut quelquefois remplacer le bain général, quand l'action débilitante de ce dernier est à craindre ; mais sans un motif réel, il vaut toujours mieux donner la préférence au grand bain et négliger le traitement local en faveur de la médication générale.

C'est dire que l'hystéralgie ne réclame ni injection ni douche périnéale ou ascendante, car l'organe souffrant prend une large part de l'action sédative exercée par la médication générale sur tout le système nerveux.

Comme on le voit, la médication sédative est d'une simplicité extrême : elle se compose d'une série de bains à une température modérée et d'une durée assez longue.

Le choix de la source est déterminé, non par la nature de l'affection, puisque nous avons vu que toutes nos classes contenaient des eaux sédatives, mais par des circonstances relatives au tempérament, à la diathèse, etc.; seulement il faut que la source choisie soit peu minéralisée, généralement à base de chaux et toujours chaude.

Nous n'avons pas à parler ici du régime, de certaines précautions hygiéniques, des distractions, en un mot de toutes ces circonstances accessoires, qui doivent cependant tenir une bonne place dans les préoccupations du médecin hydrologue; si nous les rappelons à cette heure, c'est que leur importance est peut-être plus considérable ici qu'en toute autre occurrence.

La médication sédative, dont nous venons d'esquisser les traits, s'adresse à tous les troubles nerveux, quelle que soit la nature de leurs manifestations. La métrorrhagie est quelquefois sous la dépendance de ces troubles et réclame alors le traitement sédatif. Nous pourrions, si c'était ici la place, rapporter l'observation d'une jeune fille profondément hystérique, chez laquelle les accès et les douleurs furent remplacés par des pertes abondantes qui ne furent maîtrisées que par les bains sédatifs de Néris.

Il importe donc, dans les métrorrhagies indépendantes d'une lésion organique de l'utérus, de remonter aux conditions qui peuvent leur donner naissance, et de ne pas toujours s'enfermer dans le cercle quelquefois trop étroit de la chlorose, du tempérament lympathique ou pléthorique.

Sans doute, la chlorose et le tempérament lymphatique, pour ne prendre que les conditions inhérentes à l'individu, sont les circonstances les plus favorables à l'existence des métrorrhagies essentielles ; mais elles ne sont pas les seules, nous le répétons, et le praticien doit tenir compte de 'toutes les autres.

Aucune eau minérale ne jouit, à proprement parler, de propriétés hémostatiques; mais beaucoup s'en approchent par l'action tonique qu'elles exercent sur nos tissus, soit par leur basse température, soit par leur composition, soit par leur mode d'emploi. Les eaux froides, salines et administrées en bains de siége et en injections, sont, en hydrologie, les meilleurs hémostatiques utérins.

Mais ce traitement purement local est tout au plus un palliatif, et il faut recourir, dans la plupart des cas, à une médication générale, soit sédative, soit reconstituante, soit même altérante.

Nous avons établi les bases des unes et des autres, nous n'y reviendrons pas ici.

Il en est à peu près de même pour la supersécrétion idiopathique de la muqueuse vaginale ou utérine. Quand la leucorrhée se montre chez une femme d'une bonne constitution et d'un tempérament sanguin ou nerveux, en dehors de toute lésion de l'utérus et d'un état dyspeptique, le point de départ est à coup sûr une diathèse qui, le plus communément, sans parler de la diathèse syphilitique, est une diathèse herpétique, rhumatismale ou scrofuleuse.

Dans ces cas, on connaît la loi précédemment posée : il faut d'abord et presque exclusivement s'adresser à la diathèse et réléguer au second plan le traitement local de la leucorrhée.

Si, au contraire, la supersécrétion muqueuse n'était liée qu'à des conditions déplorables de constitution et de tempérament, la médication reconstituante, interne et externe reprendrait tous ses droits, et avec elle tout le cortége des moyens toniques locaux que nous avons exposés dans une autre partie de ce travail.

------

§ IV. — LÉSIONS ORGANIQUES DE L'UTÉRUS.

Si chaque lésion organique de l'utérus se présentait simple, dégagée de toute complication, le choix de l'eau minérale serait facile, ainsi que toutes les indications de la médication ; mais, nous le savons tous, il est excessivement rare que l'élément inflammatoire se tienne limité sur un seul tissu, et que nous observions franchement, sans alliance d'aucune sorte, soit la métrite catarrhale, externe ou interne, soit la métrite parenchymateuse, soit enfin le phlegmon périutérin.

Ces états divers se compliquent généralement les uns par les autres, et c'est à cette circonstance, sans même parler des conditions de tempérament et de diathèse, qu'il faut attribuer les succès, j'allais presque dire la spécialité dont se prévalent tant d'établissements thermaux à caractères différents.

Ces assertions, réelles au fond, mais émises sans explications et sans examen approfondi, jettent l'esprit dans l'hésitation et font planer sur les eaux minérales un vague compromettant, et sur les observateurs, consciencieux du reste, le soupçon de vanter une panacée universelle.

Essayons de justifier nos confrères et les eaux minérales d'un reproche immérité, et de dégager du milieu de toutes ces confusions ce que les uns disent de vrai et ce que les autres contiennent d'utile.

Les lésions hypérhémiques, avec toutes leurs variétés de forme et d'énergie, les seules que nous ayons à examiner ici, ont leur siége sur trois tissus différents : 1° le tissu muqueux ; 2° le tissu parenchymateux ; 3° enfin le tissu cellulaire.

La médication révulsive, comme nous l'avons dit dans le chapitre précédent, est applicable à chacun de ces trois tissus; seulement elle prend le nom de médication substitutive quand elle s'adresse aux muqueuses, et celui de médication résolutive quand elle est dirigée contre les lésions du parenchyme ou du tissu cellulaire.

Nous avons également établi, dans le même chapitre, que les eaux sulfureuses étaient les agents de la médication substitutive, et que les eaux alcalines et les eaux salines étaient ceux de la médication résolutive.

De plus, enfin, nous avons laissé pressentir que, dans l'application de cette dernière, le choix à faire entre les eaux alcalines et les eaux salines, était déterminé par la présence de cet état particulier que les Allemands appellent pléthore abdominale et que les anciens connaissaient sous le nom *d'hypocondria cum materiâ*.

Par conséquent si, comme nous le disions au début de ce paragraphe, les lésions organiques de l'utérus se présentaient à l'observation dans leur plus grande simplicité, il suffirait de réclamer les bénéfices des eaux sulfureuses dans les métrites catarrhales, et ceux des eaux alcalines ou salines, selon l'état de l'abdomen, dans la métrite parenchymateuse et dans le phlegmon périutérin.

Mais les choses ne se passent pas si simplement dans la pratique ; comme l'hypérémie d'un tissu s'accompagne assez généralement de celle d'un autre, chacune de nos trois classes d'eaux minérales apporte, dans la sphère de son action, des modifications heureuses, qui peuvent même devenir le point de départ d'une guérison, si la médication employée s'adresse, non à la complication, mais à la manifestation morbide principale.

Prenons un exemple : supposons l'existence d'une métrite parenchymateuse, s'accompagnant, ce qui est ordinaire, d'une métrite catarrhale soit interne soit externe.

Cette affection, que nous considérerons en dehors de toute condition de tempérament et de diathèse, pour bien faire saisir les distinctions thérapeutiques résultant de la nature des lésions, cette affection, disons-nous, traitée d'un côté avec les eaux substitutives (eaux sulfureuses) et de l'autre avec les eaux résolutives (alcalines ou salines) que deviendra-elle ?

Avec les eaux sulfureuses, la métrite catarrhale sera favorablement modifiée, et cette modification sera d'un bon augure, en simplifiant les conditions morbides de la métrite parenchymateuse; ce ne sera pas la guérison, mais ce sera à coup sûr une notable amélioration, qui n'échappera ni au médecin ni à la malade.

Les eaux résolutives (alcalines ou salines),—pour ne pas compliquer le problème de considérations relatives à la pléthore abdominale, — les eaux résolutives, agissant directement sur la maladie mère, dissipant l'hypérhémie cause de tous les désordres, verront la métrite catarrhale disparaître, non à cause de leur influence directe sur la muqueuse, mais par suite des modifications heureuses apportées à la lésion parenchymateuse qui avait donné naissance à la métrite catarrhale et qui l'entretenait ; ici, la guérison sera complète.

Mais il pourra se faire que la métrite catarrhale résiste aux conditions nouvelles apportées à la métrite parenchymateuse, et que des granulations, des ulcérations et des pertes blanches persistent après la disparition de tout engorgement. Dans ce cas, pour le médecin et pour la malade, la guérison ne sera pas complète, il est vrai ; mais l'amélioration sera assez remarquable pour être portée à l'actif de l'eau minérale employée.

Les termes du problème auraient pu être changés, on le comprend, sans que la démonstration cessât d'être la même : ainsi la métrite catarrhale étant l'affection principale et l'engorgement du col la lésion secondaire, la guérison complète ne pourrait être obtenue qu'avec les eaux sulfureuses ; mais des améliorations notables résulteraient de l'emploi des eaux alcalines ou salines.

On comprend maintenant comment, sans erreur et sans charlatanisme, tant de stations diverses affichent la prétention de guérir les affections utérines; chacune de nos trois classes d'eaux, en effet, exerce une action curative dans des cas déterminés, et dans les autres une influence modificatrice qui concourt puissamment à la guérison.

Ces distinctions capitales dans la thérapeutique hydrominérale des affections utérines, n'avaient pas été jusqu'à présent formulées d'une manière aussi nette et aussi précise que nous venons de le faire; mais quand on sait lire dans les monographies des diverses stations, on les trouve implicitement exprimées et on arrive à les dégager des raisonnements subtils et des observations enthousiastes.

Nous n'avons point à entreprendre un pareil travail; cependant il nous paraît utile de rappeler les opinions qui furent émises à la Société d'hydrologie, quand la

question du traitement des affections utérines par les eaux minérales se présenta
à cette Société, dans sa session 1854-1855.

Beaucoup de considérations relatives au
tempérament, aux diathèses, à l'âge et
aux divers modes d'emploi de l'eau, rem-
plirent cette discussion ; nous les élague-
rons pour ne tenir compte que de l'action
générale et spéciale de chacune de nos
classes d'eaux.

Au nom des eaux salines, M. le docteur
Buissard exerçant à la Motte (Isère) dit :
« Les maladies de l'utérus que j'ai eu le
plus souvent occasion d'observer à l'établissement thermal de la Motte, sont celles qu'on désigne habituellement sous le
nom d'*engorgement*. » Et, après une excur-
sion sur le terrain des diathèses, l'auteur
se résume et dit : « Les eaux de la Motte
peuvent guérir la plupart de ces états pathologiques connus sous le nom d'engorgements utérins, qu'ils soient avec ou sans
granulations, avec ou sans ulcérations. »
(*Bulletins de la Société d'hydrologie*, tome I,
p. 91-93.)

Au nom des eaux alcalines, M. H. Bourdon, après avoir rapporté deux observations de guérison rapide d'engorgement
utérin par les eaux d'Ems, ajoute : « Parlant un jour de ces succès aux médecins
des eaux, j'appris que leurs thermes (eaux
d'Ems) avaient souvent guéri des malades
qui, après leur couches, ne se rétablis-
saient pas et conservaient des souffrances
de toutes sortes du côté du bassin. Or,
pour moi, ces souffrances, dans l'immense
majorité des cas, sont liées à des engorgements inflammatoires du tissu cellulaire
périutérin, engorgements qui, malgré le
traitement le plus rationnel, persistent
quelquefois pendant des mois et même des
années Dans quelques-uns de ces cas, les
bains alcalins et les eaux alcalines artifi-
cielles m'ont rendu de grands services;
mais jamais je n'ai vu l'emploi de ces
moyens être suivi d'une guérison aussi
prompte que dans le cas cité plus haut.
J'ai donc été ainsi conduit à considérer
les eaux d'Ems comme très-efficaces dans
le traitement des affections de l'utérus et

de ses annexes, toutes les fois qu'elles im-
pliquent la nécessité de résoudre quelque
engorgement arrivé à l'état chronique ou
même subaigu. » (*Loco cit.*, page 95.) —De
son côté, M. Ch. Petit, inspecteur des eaux
de Vichy, s'exprime ainsi : « Pour moi,
les eaux de Vichy sont parfaitement indiquées dans les affections qui nous occupent, surtout quand elles ont amené une
tuméfaction plus ou moins considérable
du corps ou du col de la matrice. Elles
conviennent aussi parfaitement dans les
engorgements que l'on rencontre si fréquemment dans les annexes de cet organe. Enfin elles peuvent être employées
avec avantage dans les catarrhes utérin
et vaginal. » (*Loco cit.*, page 109.) On
sent dans ces paroles de M. Ch. Petit les
nuances que nous avons établies plus
haut.

Au nom des eaux sulfureuses, M. de
Puisaye, inspecteur des eaux d'Enghien,
après avoir fait ressortir toute l'importance du tempérament lymphatique et de
la chloroanémie, dit : « Dans les catar-

rhes utérins chroniques qui existent non-seulement depuis des mois, mais depuis des années, et dont l'abondance de la sécrétion porte une atteinte grave à la constitution, entraîne la perversion des organes digestifs, et par suite un état d'anémie générale, les eaux d'Enghien rendent encore d'éminents services. Sous leur influence, les fonctions digestives reprennent leur énergie, et bientôt l'élément catarrhal, après avoir subi diverses modifications dans sa qualité et dans sa quantité, finit quelquefois par disparaître complétement. » Et plus loin : « Dans les engorgements chroniques du col ou du corps de l'utérus, je n'ai obtenu des eaux d'Enghien que des résultats très-incertains. » (*Loco cit.*, p. 100-101.)

On le voit, tous attestent cette distinction que nous avons précisée et qui nous paraît capitale dans le traitement des affections utérines, à savoir : Que les lésions des muqueuses réclament l'intervention des eaux sulfureuses, et que les lésions du parenchyme et du tissu cellulaire veulent un traitement par les eaux alcalines ou par les eaux salines.

Mais, dans ces derniers cas, c'est-à-dire dans les cas d'engorgement parenchymateux ou périutérins, quelles sont les conditions de la préférence à accorder, soit aux eaux alcalines, soit aux eaux salines ?

Nous l'avons déjà dit, cette partie du problème repose toute entière, en faisant toujours momentanément abstraction du tempérament et des diathèses, sur l'existence ou l'absence de l'état appelé pléthore abdominale.

Nous n'avons pas à reproduire la description de la pléthore abdominale qui se trouve dans tous les auteurs qui ont écrit sur les eaux salines ; mais nous rappellerons que les eaux salines sont formellement indiquées quand la métrite parenchymateuse se montre avec des engorgements du foie ou de la rate, avec des dépôts dans le mésantère ou l'épiploon, enfin et surtout avec la. congestion du système de la veine porte. « Les menstruations douloureuses et tardives, dit M. le docteur Peez, qui s'annoncent par des coliques, par des spasmes de la vessie, des vomissements, sont guéries à Wiesbaden, si la cause de ces anomalies tient à des obstructions du bas ventre, de la matrice, ou à des obstacles dans le système de la veine porte, à un défaut d'énergie vitale dans le système utérin (*Eaux de Wiesbaden*, page 290).

M. le docteur Kuln, qui exerce la médecine à une station d'eaux salines, à Niederbronn, explique cette influence remarquable des eaux salines sur les engorgements abdominaux par une action dérivative du côté du tube intestinal. M. C. James partage cette opinion et dit : « ces eaux (Niederbronn) offrent l'avantage d'entretenir vers l'intestin une dérivation lente, continue et sans secousse : elles activent les sécrétions de la muqueuse, de manière à désemplir les capillaires engorgés et à exercer sur les viscères parenchemateux une action résolutive. » (*Guide* 1851, pag. 239.)

MM. Pétrequin et Socquet sont tellement frappés de cette influence des eaux
salines sur les engorgements du bas-ven-
tre, qu'ils n'hésitent pas à considérer cette
action comme spéciale *et élective*. « Si maintenant on se reporte, disent-ils en parlant
des eaux de Hombourg, à ce que nous
avons dit sur les modifications principales que les eaux de Wiesbaden impri-
maient aux sécrétions intestinales et urinaires, ainsi qu'à leur *action élective* sur
les congestions hémorroïdaires et utérines, etc. » (*Traité des eaux minérales*,
pag. 288).

Toutes les eaux salines présentent ces
propriétés remarquables à des degrés divers, selon leur degré de minéralisation.
Avant que l'observation clinique n'eût
constaté cette similitude, l'expérimenta-
tion physiologique avait déjà établi la
possibilité de remplacer le sel de cuisine
par le sel de Glauber dans l'alimentation
des animaux. Hildembrand et Récamier,
d'après Mérat et De Lens, avaient noté l'action exercée sur les veines hémorroïdales

par le sulfate de soude et le chlorure de sodium. Enfin le chlorhydrate de magnésie et celui de chaux, qui figurent parmi nos eaux salines, jouissent de propriétés semblables à celles du sel marin et du sel de Glauber. Après avoir analysé les expériences de M. Lebert sur les eaux de Bex qui contiennent du chlorhydrate de magnésie, MM. Pétrequin et Socquet disent : « ce résumé démontre, selon nous, que l'action du chlorhydrate de magnésie présente beaucoup d'analogie, sinon une identité complète, avec celle du sel marin et du sulfate de soude ; aussi les maladies dans lesquelles M. Lebert a trouvé efficaces les eaux de Bex (Suisse) qui en renferment une dose considérable, sont-elles les mêmes que celles où nous savons que le sel marin est recommandé (engorgements glandulaires, scrofuleux, amenorrhées, engorgements utérins, etc.) » (*loc. cit*, pag. 305).

Ainsi au point de vue qui nous occupe, aucune distinction n'est à faire entre les eaux salines, si ce n'est d'après leur degré de minéralisation; toutes agissent contre les engorgements utérins liés à la pléthore abdominale.

Comparées aux eaux alcalines, elles puisent dans l'existence de la pléthore abdominale, c'est-à-dire dans un état local, l'indication précise de leur emploi; tandis que les eaux alcalines (nt une action plus générale et partant plus directe sur les engorgements simples, dégagés de toute complication du côté de la veine porte.

En somme et pour résumer ce premier point très-important de la question, nous dirons que :

1° Les eaux sulfureuses doivent s'adresser aux lésions de la muqueuse, c'est-à-dire à la métrite catarrhale externe ou interne ;

2° Les eaux alcalines, agissant sur l'ensemble de l'économie, conviennent dans les engorgements simples, c'est-à-dire dans la métrite parenchymateuse et les engorgements périutérins, dégagés de toute complication locale, de toute congestion du système de la veine porte ;

3° Les eaux salines s'adressent spécialement à la métrite parenchymateuse et au
phlegmon périutérin, liés à la pléthore abdominale, parce que leur action est locale
et élective ;

4° Dans les cas de coexistence de la métrite parenchymateuse et de la métrite catarrhale, le choix de l'eau minérale est
déterminé par la prédominance de l'une
ou de l'autre ; dans beaucoup de circonstances, il est nécessaire de recourir successivement, et à court intervalle, à la médication substitutive et à la médication résolutive, *et vice versâ*.

Mais ces règles ne sont pas absolues.

Nous n'avons jusqu'à présent tenu aucun compte de la constitution, du tempérament et surtout de la diathèse. — Ces
conditions, on le sait, sont d'une importance majeure en hydrologie et elles doivent ici, aussi bien qu'ailleurs, reprendre
leur place.

La considération de constitution et de
tempérament ne peut modifier le choix de
l'eau quant à sa composition; chacune de nos

classes renferme des eaux reconstituantes
et des eaux sédatives qui peuvent très-bien
s'accommoder avec les tempéraments lymphatiques et nerveux. Ce n'est plus qu'une
question de plus ou moins de minéralisation, de température et de mode d'emploi
de l'eau.

Mais il n'en est pas ainsi pour la diathèse qui s'impose et qui, avant toute
chose, demande à être combattue.

Un engorgement utérin simple, en l'absence de la pléthore abdominale, est tributaire, avons-nous dit, des eaux alcalines.
Mais si des engorgements scrofuleux ou
toute autre manifestation strumeuse se
montrent, les eaux alcalines doivent être
abandonnées, et il faut recourir aux eaux
salines, spécifique hydrominéral de la diathèse scrofuleuse.

De même, malgré l'existence de la pléthore abdominale, si la métrite s'accom-
pagnait de manifestations de la diathèes
urique, les eaux salines devraient céder
la place aux eaux alcalines, spécifique
hydrominéral de cette diathèse.

Ce principe de la prépondérance diathé
sique ne souffre, en hydrologie, que bien
peu d'exceptions; la diathèse 'nabdique jamais son rôle, même, comme nous venons
de le voir, dans la thérapeutique des lésions organiques de l'utérus.

Jusqu'à présent, nous n'avons considéré
cette thérapeutique qu'au point de vue de
la médication générale ; il nous faut maintenant dire quelques mots du traitement
externe et local, sur lequel tout le monde
est loin d'être d'accord.

Le bain a une utilité que personne ne
conteste : il permet, grâce à l'absorption
qu'il facilite, de réduire la quantité de la
boisson, avantage réel quand on opère
avec les eaux salines et avec les eaux alcalines sodiques ; il procure, grâce à sa
température variable, les effets sédatifs ou
stimulants que nous avons vus découler de
la thermalité des eaux minérales.

La douche générale n'est pas seulement
utile comme moyen reconstituant, elle a
été recommandée aussi comme une arme
puissante de révulsion. M. Hervez de

Chégoin l'a élevée au rang de méthode
curative que M. de Puisaye a implantée à
Enghien. Cette méthode consiste « dans
les cas d'engorgements chroniques (c'est
M. de Puisaye qui parle) à administrer
des douches sur la portion du corps la
plus éloignée de l'organe souffrant ; d'a-
gir, en un mot, d'une manière révulsive
sur les épaules, les membres inférieurs,
au moyen de douches d'une grande puis-
sance. Ces douches, données d'abord à
une température de 28 à 30° centig., doivent être abaissées jusqu'à 14 ou 16° ;
elles sont d'abord à faible pression, puis
peu à peu on en augmente progressivement
la force. » (*Société d'hydrologie, loc. cit.*,
pag. 101).

Comme la composition chimique de
l'eau importe peu ici, et que la température
est subordonnée à la durée de la douche,
le point important est la pression. Avec
une pression convenable, on peut obtenir
l'effet révulsif avec toutes les eaux et
avec toutes les températures : seulement,
quand l'eau employée sera chaude, la

douche devra avoir une durée de 10 à 20 minutes, tandis qu'elle sera rapide, une minute au plus, quand l'eau employée sera froide.

Ce n'est point, comme on le voit, le traitement général dont on conteste l'utilité, que les bains et les douches soient administrés comme moyens reconstituants, sédatifs ou révulsifs ; mais c'est dans le traitement local que les opinions se partagent, surtout dans l'emploi de la douche à injection.

Ce désaccord est plus apparent que réel et tient, à notre avis, aux différents points de vue où chacun se place.

L'admission ou la proscription de la douche ascendante, dans le traitement des affections utérines, ne peut avoir rien d'absolu, et se décide suivant la nature de l'affection, la composition de l'eau, sa température et sa force de projection.

Nous avons vu ailleurs combien l'injection froide et astringente était utile dans les lésions mécaniques qui reconnaissaient pour cause un relâchement des ligaments,

une faiblesse du plancher vaginal, etc., et
combien, d'autre part, l'irrigation chaude
concourait à la médication sédative.

Il ne faut donc pas proscrire, d'une manière absolue, les injections, mais il faut
en régler l'emploi selon les circonstances
énoncées plus haut.

Dans les états pathologiques qui nous
occupent, les eaux faiblement minérali
sées, tièdes, pourront toujours être données en injections à faible pression, même
quand la muqueuse du col présentera des
granulations et des ulcérations ; dans ce
dernier cas les eaux fortes sont contre-in-
diquées et il convient mieux de s'abs-
tenir.

Dans les engorgements parenchymateux simples, sans lésion notable de la
muqueuse du col, les injections froides,
même avec des eaux suffisamment minéralisées, rendent d'incontestables services
et exercent une action astringente sur la
contractilité des vaissaux engorgés.

Dans les cas où elle est employée, l'injection ne doit avoir qu'une faible pres-

sion, et même l'extrémité vaginale de la canule doit être percée de trous latéraux, pour que toute la force de projection ne s'exerce pas sur l'organe gestateur.

L'importance de l'injection se tire donc de la composition chimique de l'eau et de sa température.

Pour retirer les bénéfices que l'on doit attendre de la première de ces conditions, il faut que la douche ait une durée assez longue pour que puisse s'opérer la pénétration des tissus.

Au point de vue de la température, au contraire, la durée de l'injection variera selon les résultats que l'on veut obtenir : très-courte, quand l'eau employée sera froide et l'effet à produire astringent; prolongée et presque une irrigation, quand l'eau sera chaude et qu'une action sédative devra être obtenue.

Comme on le voit, nous ne partageons ni l'exclusivisme des uns ni l'enthousiasme des autres pour l'emploi de la douche locale dans le traitement des affections utérines. Ici, comme dans les autres branches de la médecine, rien n'est absolu, tout est relatif et subordonné à des considérations de toutes natures et de toutes sortes. Le talent du médecin est de donner à chacune d'elles l'attention qu'elle mérite, sans affaiblir ou sans augmenter l'importance de l'une au détriment des autres.

C'est en se plaçant à ce véritable point de vue de l'art médical, que le public a exprimé sa pensée par cet adage : *Les bons médecins font les bonnes eaux.*

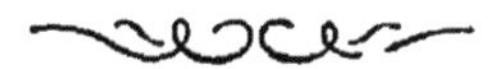

RESUME ET CONCLUSIONS

Dans la première partie de ce travail,
nous avons dressé le catalogue pathologique des affections utérines au point de
vue de la thérapeutique par les eaux minérales, et nous sommes arrivé à cette
conclusion, que devaient être exclues du
traitement par les eaux minérales :

1° Les maladies aiguës ;

2° Les maladies malignes ;

3° Les maladies parasitaires, en prenant ce mot dans le sens le plus étendu,
comme les polypes, les moles, les hydatides, etc., etc.

Par cette élimination nécessaire, nous avons circonscrit notre cadre, et les affections qui y ont été comprises ont formé les quatre groupes suivants :

1° Lésions mécaniques.
- Abaissements ;
- Versions ;
- Flexions.

2° Troubles fonctionnels.
- de la Menstruation ;
- de la Fécondation.

3° Altérations vitales.
- Hystéralgie ;
- Hémorrhagie ;
- Leucorrhée.

4° Lésions organiques.
- Métrite catarrhale ;
- Métrite parenchymateuse
- Phlegmon périutérin.

Nous avons établi également qu'au point de vue de la thérapeutique, surtout de la thérapeutique hydrominérale, l'étude des affections utérines ne devait point être limitée à l'état local, et qu'il était de la plus haute importance de tenir compte de certaines dispositions générales qui avaient sur ces affections l'influence la plus grande.

Ces conditions générales ont été distinguées en physiologiques et en pathologiques :

Les premières comprenant la constitution et le tempérament ;

Les secondes, les diathèses.

Au nombre de ces dernières, nous avons admis : 1° la diathèse urique (graveleuse, goutteuse); 2° la diathèse scrofuleuse ; 3° la diathèse herpétique ; 4° la diathèse rhumatismale.

Ainsi, et comme conclusion de cette première partie de notre travail, toute indication thérapeutique dans le traitement hydro-minéral des affections utérines doit être déduite tout à la fois :

1° De l'état local ;

2° De la constitution et du tempérament;

3° De l'état diathésique.

La deuxième partie de ce mémoire contient la matière médicale, abrégée et succincte, de l'agent médicamenteux que nous avons choisi.

Sans jamais perdre de vue le côté médical de notre sujet, nous avons examiné les eaux minérales au triple point de vue : 1º de leur composition chimique ; 2º de leur température ; 3º de leurs différents modes d'emploi.

Sous le premier rapport, relâchant les liens trop serrés dont la chimie nous enlaçait superbement, nous avons recherché, dans la classification qu'il nous fallait faire, les affinités thérapeutiques plutôt que les similitudes de composition. Nous sommes arrivé ainsi à une simplification remarquable, qui laisse encore à la chimie une large part d'influence, mais d'une influence salutaire, cette fois, et que la médecine peut accepter.

Nous avons divisé les eaux minérales en trois grandes classes, dont chacune s'adresse à un des trois grands appareils d'excrétion :

1º Les eaux diurétiques, s'adressant à l'émonctoire rein ;

2º Les eaux purgatives, s'adressant à l'émonctoire intestin ;

3º Les eaux diaphorétiques, s'adressant à l'émonctoire peau.

Cette division se pouvait justifier par la composition minérale des eaux, et, à ce point de vue, nous avons eu également trois classes chimiques correspondant à nos trois.classes médicales :

1º Les eaux alcalines ;

2º Les eaux salines ;

3º Les eaux sulfureuses.

L'action physiologique, et partant thérapeutique, des eaux dont l'ensemble constitue une classe, est nuancée et graduée presque à l'infini, tantôt par la présence de tel ou tel élément et tantôt par le degré de minéralisation. La chimie nous a servi à marquer ces variétés et ces énergies diverses et à suivre la nature dans ses lois admirables de gradations et de transitions.

Au point de vue de la température, les eaux ont été partagées en trois classes, répondant chacune à une action physiologique et thérapeutique bien déterminée :

1º Eaux froides (de 7 à 20º cent.) toniques, reconstituantes ;

2º Eaux tempérées (de 20 à 30º cent.) calmantes, sédatives ;

3º Eaux chaudes (de 30º et au-dessus) excitantes d'abord, débilitantes ensuite.

Enfin les modes d'emploi de l'eau ont été également classés en trois groupes qui donnent naissance à des subdivisions que nous n'avons pas à rappeler ici. Les trois modes principaux de l'emploi de l'eau sont :

1º La boisson ;

2º Le bain ;

3º La douche.

Ainsi et comme conclusion de cette seconde partie de notre travail, les eaux minérales empruntent leur action physiologique, et partant thérapeutique, à trois sources différentes, qui sont : 1º les éléments minéralisateurs ; 2º la température ; 3º les modes d'emploi.

C'est la combinaison méthodique et raisonnée de ces ressources multiples en leurs nuances et en leur énergie qui constitue toute la thérapeutique hydrominérale.

Après avoir ainsi élucidé les deux termes de la question posée : d'une part les affections utérines tributaires des eaux minérales, et d'autre part les eaux minérales applicables aux affections utérines, nous sommes entrés dans le cœur même de notre sujet, c'est-à-dire la thérapeutique hydro-minéro-thermale des maladies de l'utérus.

Dans une première partie, consacrée aux généralités de cette thérapeutique, nous avons établi que, soit par leurs principes minéralisateurs, soit par leur température, soit par leur modes d'emploi, les eaux minérales étaient les agents des six médications suivantes : 1° médication diathésique ou altérante ; 2° médication reconstituante ; 3° médication substitutive ; 4° médication résolutive ; 5° médication révulsive ; 6° médication sédative.

Pour la mise en œuvre de ces différentes médications, les eaux minérales ont des modes d'action divers, qui sont : 1° *action spéciale* s'adressant à tout l'appareil qui sert d'émonctoire et devenant

11.

l'instrument de la médication révulsive ;
2° *action spécifique* s'adressant à une des
quatre diathèses admises et étant la base
de la médication altérante ; 3° *action élective* s'adressant plus spécialement à un
tissu et devenant l'instrument des médications résolutive et substitutive ; 4° *action reconstituante* s'adressant aux fonctions
de nutrition et de circulation ; 5° *action sédative* s'adressant au système nerveux.

Passant ensuite à l'application de ces
principes, nous avons montré que la nature de l'état morbide local ne devait pas,
dans beaucoup de cas, occuper la première
place dans l'esprit du médecin hydrologue ; que cette place revenait aux considérations diathésiques, qui, dans les cas
d'existence d'une diathèse, imposaient
le choix de l'eau minérale, quelle que fût
l'affection locale.

Cette règle ne souffre pas d'exception,
d'autant mieux que, dans la classe des
eaux imposées par la diathèse, la préférence pourra se porter sur une source qui,
par ses éléments secondaires, par son de-

gré de minéralisation, par sa températu-
ture et par ses modes d'emploi, corres-
pondra aux indications tirées du tempérament et de la nature de l'affection.

Puis, descendant à la thérapeutique particulière des quatre groupes pathologiques dans lesquels nous avons classé les
affections utérines tributaires des eaux
minérales, nous avons indiqué pour chacun
d'eux la médication qui nous a paru la plus
convenable, en mentionnant la températu-
ture et les procédés balnéothérapiques nécessaires à chacune de ces médications.

Enfin, et ce paragraphe est pour nous
de la plus haute importance, non pas tant
à cause de sa nouveauté que de son utilité dans la thérapeutique hydrominérale
des maladies de l'utérus, nous avons établi, à l'occasion des lésions organiques de
la matrice, que les eaux sulfureuses s'a-
dressaient aux lésions de la muqueuse, et
que les eaux alcalines et salines s'adres-
saient aux lésions des tissus parenchymateux et cellulaire; que, dans ce dernier
cas, le choix entre les eaux alcalines et

les eaux salines était déterminé par l'existence de cet état local que les Allemands appellent *pléthore abdominale.*

Ainsi et comme conclusion de cette troisième partie de ce travail, les eaux minérales sont les agents de diverses médications dont les indications découlent de la nature de la maladie, du tempérament et de la diathèse, et dont la mise en œuvre repose sur la qualité et la quantité des éléments minéralisateurs, sur la température du liquide et sur les différents modes d'emploi de l'eau.

Par conséquent le traitement des affections utérines, soumis à tant de considérations différentes, ne peut être uniforme et doit varier, comme nous l'établissons dans la partie consacrée à la thérapeutique appliquée, avec chaque individualité morbide.

Par conséquent encore, et pour résumer ce long travail, les préoccupations du médecin hydrologue, quand il veut instituer un traitement hydrominéral des affections utérines, doivent embrasser :

Du côté de la malade :

1° La nature de l'affection;

2° La diathèse;

3° La constitution et le tempérament.

Du côté de l'agent médicamenteux :

1° La nature et le degré de minéralisation;

2° La température;

3° Les modes d'emploi de l'eau.

Le rapprochement de ces circonstances diverses, et leur combinaison méthodique et basée sur les données de la science, constituent tout le secret de la thérapeutique hydrominérale; à ces conditions seules, le médecin peut marcher d'un pas ferme et compter sur des succès qui rarement lui feront défaut.

FIN

TABLE DES MATIÈRES

SECTION III.

THÉRAPEUTIQUE DES AFFECTIONS UTÉRINES PAR LES EAUX MINÉRALES.

PARIS. — IMPRIMERIE DUBUISSON ET Cᵉ, 5, RUE COQ-HÉRON.

BIBLIOTHEQUE NATIONALE DE FRANCE
3 7531 03285202 3